Terapia Integrativa

Dados Internacionais de Catalogação na Publicação (CIP)
(Câmara Brasileira do Livro, SP, Brasil)

Segre, Ilan
  Terapia integrativa : ioga, naturopatia, psicologia e ayurveda / Ilan Segre. – São Paulo : Ágora, 2012.

  Bibliografia
  ISBN 978-85-7183-086-8

  1. Experiências de vida 2. Ioga 3. Medicina ayurvédica 4. Naturopatia 5. Psicologia 6. Saúde – Promoção I. Título.

12-11435   CDD-615.53

Índice para catálogo sistemático:
1. Terapia integrativa 615.53

www.editoraagora.com.br

Compre em lugar de fotocopiar.
Cada real que você dá por um livro recompensa seus autores
e os convida a produzir mais sobre o tema;
incentiva seus editores a encomendar, traduzir e publicar
outras obras sobre o assunto;
e paga aos livreiros por estocar e levar até você livros
para a sua informação e o seu entretenimento.
Cada real que você dá pela fotocópia não autorizada de um livro
financia o crime
e ajuda a matar a produção intelectual de seu país.

Terapia Integrativa
Ioga, naturopatia, psicologia e ayurveda

Ilan Segre

TERAPIA INTEGRATIVA
Ioga, naturopatia, psicologia e ayurveda
Copyright © 2012 by Ilan Segre
Direitos desta edição reservados por Summus Editorial

Editora executiva: **Soraia Bini Cury**
Editora assistente: **Salete Del Guerra**
Capa: **Rachel Hoshino**
Projeto gráfico e diagramação: **Crayon Editorial**
Impressão: **Sumago Gráfica Editorial Ltda.**

Este livro não pretende substituir qualquer tratamento médico.
Quando houver necessidade, procure a orientação de
um profissional especializado.

Editora Ágora
Departamento editorial
Rua Itapicuru, 613 – 7º andar
05006-000 – São Paulo – SP
Fone: (11) 3872-3322
Fax: (11) 3872-7476
http://www.editoraagora.com.br
e-mail: agora@editoraagora.com.br

Atendimento ao consumidor
Summus Editorial
Fone: (11) 3865-9890

Vendas por atacado
Fone: (11) 3873-8638
Fax: (11) 3873-7085
e-mail: vendas@summus.com.br

Impresso no Brasil

Aos meus primeiros mestres: SÉRGIO CARVALHO e GUILHERME FALAVIGNA, pelo incentivo, pela disciplina e pela irreverência. A JOSÉ FONSECA, que me impulsionou a fazer a grande mudança de vida. E a MARCOS ROJO, que me acolheu em seu ombro amigo quando já não havia certezas.

Em especial ao DR. ANANDA BHAVANANI e ao DR. RAVINDRA NISAL, que me guiaram pela exploração do poder curativo das antigas disciplinas com carinho e enorme humildade. A todos aqueles que, como eles, fazem do seu darma o próprio trabalho.

Aos queridos amigos, que me apoiaram incondicionalmente, e à minha preciosa família, que sempre me acompanhou – onde quer que eu estivesse.

Sumário

Prefácio 9
Introdução 13
1 O aparecimento dos sintomas 23
2 Um mundo sem referências 35
3 A soberania do natural 55
4 A perversão da lógica 67
5 Prana, como funciona o nosso corpo 73
6 Soluções simples para problemas complexos 81
7 Onde fica o botão de *reset*? 95
8 As doenças não aparecem por acaso 105
9 Relato de sete casos 113
10 A terapia integrativa 149
11 Antes de apelar para os remédios 161
12 Especial para as mulheres 173
13 Como mudar: querer, saber e agir 183
14 As pedras no caminho do darma 189
15 Cabeça, coração e mãos em sincronia 201
16 Da aparência à essência 207
Epílogo 215
Obras consultadas 221

Prefácio
Terapeuta: um acompanhante de viagem

não trabalho com ayurveda, ioga ou naturopatia, mas também sou terapeuta, como o autor deste livro. Na verdade, sou psicoterapeuta, portanto temos muitos pontos em comum. Ambos trabalhamos inseridos em relações terapêuticas, que demandam um relacionamento humano simétrico – embora os papéis envolvidos sejam assimétricos. Um busca ajuda, o outro tenta ajudar.

Há alguns anos, atendi um jovem executivo de terno e gravata com carreira promissora em uma multinacional. O ótimo salário lhe permitia levar uma vida confortável. Não bastasse isso, melhores propostas lhe chegavam de empresas concorrentes. Ilan Segre era o protótipo de um jovem que grande parte das famílias brasileiras de classe média gostaria de ter como filho. Existia um "porém" nisso, ele não se sentia feliz. Havia o desejo de ir além, mas faltava o direcionamento para chegar a um lugar mais sintônico com sua essência.

A psicoterapia investigou questões relevantes de seu momento existencial. Nosso trabalho não precisou ser longo, pois logo promoveu os saltos de qualidade esperados. Ilan comprometeu-se com os *insights* e colocou-os em ação. Fez planos, juntou dinheiro, tirou o terno e a gravata e foi para a Índia. A continuidade do processo terapêutico acontece na vida. O testemunho dessa jornada está consagrado neste livro de estilo coloquial e cativante. Ilan foge do modelo *magister dixit*, sempre colocando a experiência em primeiro lugar: "[...] prefiro as experiências às explicações. Para conhecer o mar é preciso tirar a roupa, sair da calçada, atravessar a areia e, por fim, mergulhar na água fria".

O fim de um processo terapêutico acontece de três maneiras: parada, abandono e término. A parada se dá por questões geográficas, mudança de cidade etc. O abandono sempre implica aspectos transferenciais, frequentemente dolorosos para ambas as partes. O término decorre da compreensão compartilhada de que a *gestalt* se fechou. A viagem-travessia chegou ao fim. A despedida transcorre com o bom sentimento de missão cumprida. Passados os anos, resta a cálida lembrança da relação de mutualidade e confiança antes estabelecida.

Acontece mais raramente de a relação continuar, com uma diferença fundamental: de relação assimétrica terapeuta-paciente passa a ser uma relação simétrica amigo-amigo. Como ocorre entre eu e Ilan. Fico feliz de ter sido coadjuvante de seu processo transformador e agora de participar de seu primeiro livro.

JOSÉ FONSECA
Psiquiatra e psicoterapeuta

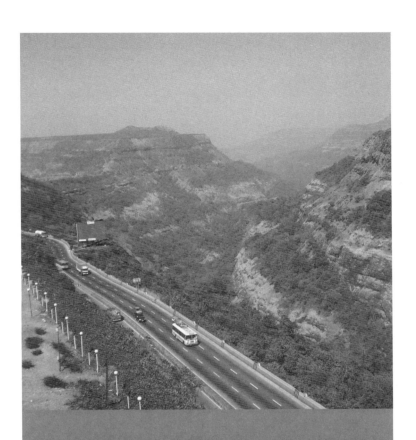

"Enxergamos as coisas apenas de forma parcial, jamais conseguimos ver nada completamente, com o coração pleno. E, a menos que seja possível aprender essa arte extraordinária, me parece que estaremos vivendo e utilizando apenas uma parte minúscula da mente."

J. KRISHNAMURTI

Introdução

Quando eu era criança, São Paulo já era grande e poluída, mas ainda uma cidade um pouco menos agressiva e perigosa do que hoje. Naquela época, os pais deixavam os filhos brincar com os amigos na rua. Jogávamos futebol, queimada, taco. Tudo acontecia na rua com os amigos do bairro, sem preocupação com assaltos, classe social ou *status*. A gente pulava dentro de terrenos baldios e se divertia com o entulho em intermináveis perseguições, inventava bombardeios de terra e estilhaçava vidros deixados num canto. Mais tarde, já na adolescência, ficávamos horas jogando conversa fora com os amigos até alta madrugada. Em viagens, nos divertíamos rolando na terra ou na areia. Naquela época, ainda que já estivéssemos longe da natureza, podíamos brincar a céu aberto. Já hoje, poucos são aqueles que conseguem escapar do confinamento para se divertir.

Já no final da adolescência, precisei escolher uma profissão. Por gostar de motores e carros, resolvi estudar engenharia, mas desisti depois de descobrir que a faculdade não tinha nada que ver com os motores que eu tanto admirava. Larguei o curso seis meses depois de ter começado e iniciei minhas primeiras sessões de terapia para entender o que ia fazer da vida.

Acabei indo estudar psicologia na USP e, mesmo tendo tido bastante vontade de mudar de curso no meio do caminho, concluí a formação. Algo não me convencia em toda aquela parafernália mental que eu estudava. Mas só fui descobrir o que faltava 15 anos depois...

Sempre tive uma saúde um tanto quanto delicada e fui bastante propenso a alguns problemas, especialmente àqueles do sistema respiratório. Por conta de ter nascido com o cordão umbilical enrolado no pescoço, fiquei até por volta dos 12 anos sem poder usar qualquer tipo de roupa que apenas sugerisse um aperto em minha garganta. Olhando para trás, percebo como essa foi minha primeira prova empírica do poder da memória celular do corpo. Coisa que hoje está muito em voga, eu vivi na pele. Demorei mais de uma década para voltar a usar roupas com gola alta.

Ainda pequeno, também sofri de broncoespasmo, uma espécie de asma, da qual eu acordava de madrugada sem poder respirar. Mas meu pediatra, depois de me medicar com corticoide durante as crises, garantiu que passaria na adolescência. Ainda bem que ele estava certo. Só que até hoje, quando fico resfriado ou com o nariz entupido, morro de aflição. Quando fico gripado, a sensação de ir dormir respirando mal me faz perder o sono e rolar na cama por horas. Mas atualmente procuro domar essa sensação ruim nadando no mar e ficando mergulhado na água, olhando o céu de baixo para cima. Assim me educo a dominar o medo que se impregnou em minha falta de ar.

Mais tarde, já na adolescência, não eram raras as vezes em que eu precisava tomar antibióticos por conta de recorrentes infecções da garganta. Filho de médico, sempre pedia a meu pai que me explicasse o motivo desses adoecimentos. Qual era a diferença entre resfriado e gripe? Por que um resfriado pode advir tanto de uma virose quanto de um ataque de bactérias? Quando é necessário tomar antibióticos e por que às vezes o problema se resolve sozinho? Ele me explicava sobre o pus e sua relação com as bactérias. Bastava olhar a nossa garganta para decidir se precisaríamos ou não de antibióticos. Mas nem mesmo meu pai, que para mim sabia tudo, tinha todas as respostas, em especial sobre a origem e a causa das doenças. Invariavelmente nossas conversas terminavam culpando o sistema imunológico, incapaz de reagir aos ataques de invasores. Então eu me perguntava por que teria nascido com um sistema imunológico deficiente. Por mais que pareça estranho, essa pergunta, 30 anos depois, continua sendo um dos maiores enigmas da medicina. Por que o sistema imunológico deixa de funcionar ou, pior, às vezes até ataca as próprias células, nas doenças chamadas de autoimunes? Ninguém sabe realmente.

Podia ser culpa da poluição, da umidade, da alergia ao pó ou apenas cansaço. Ou talvez eu tivesse comprometido meu sistema imunológico por conta dos esteroides, já que esse é um de seus efeitos colaterais. Em geral eu ficava doente pelo menos três vezes ao ano. Foi então que comecei a prestar mais atenção nos sintomas: às vezes eu tinha febre sem dor de garganta. Em outras, nariz escorrendo e garganta inflamada. Em outras ainda, apenas catarro. Raramente escapava da sina de tomar uma semana de amoxicilina 500mg. Sem encontrar respostas, e com diversas outras prioridades, por muitos anos me contentei com o senso comum. Mas, depois dos 16, também comecei a ter crises repetidas de dores de cabeça, que me levaram a me entupir de analgésicos, em especial dipirona, ácido acetilsalicílico ou paracetamol. Quando cansei de tomar remédios alopáticos, tentei os mais diferentes tratamentos: massagens, homeopatia, diversas consultas com diferentes especialistas e até acupuntura, mas nada nem ninguém resolveu o problema. Quando não era dor de cabeça, vinha uma gripe daquelas, e dá-lhe analgésicos ou antibióticos.

Talvez esses problemas fossem realmente fruto de um sistema imunológico fraco e dependente de auxílio externo. Mas será que nada havia para ser feito? Hoje, depois de estudar ioga, naturopatia e ayurveda, quando encontro algum amigo que sofre de uma doença crônica, sempre pergunto se não fez uso prolongado de antibióticos, hormônios ou outro tipo de remédio forte. O uso repetido deles pode causar exaustão em órgãos como o fígado e os rins, o que diminui a capacidade do corpo de filtrar e de excretar as toxinas – na prática enfraquecendo os sistemas de defesa. Os próprios médicos admitem atualmente que parte dos problemas pode ser causada pelos próprios efeitos colaterais dos remédios.

Sem achar respostas claras, decidi descobrir como viviam nossos antepassados, certamente sem a parafernália e o arsenal médico que temos hoje. Foi por isso que, depois de tentar todo tipo de tratamento e simpatia, acabei indo fazer pós-graduação em iogaterapia na Índia. Foi lá que reli profundamente os textos antigos e conheci as práticas naturopatas de origem alemã, envolvendo dietas e processos naturais para desintoxicação do corpo. Aprendi mais sobre a lógica da ayurveda e a utilização de alimentos e ervas para prevenir e tratar doenças. Hoje sei que os sintomas não aparecem por acaso.

Só depois de testar em mim mesmo as receitas, os tratamentos e seus resultados resolvi contar minha história. Aos poucos, consegui melhorar significativamente minhas crises de enxaqueca, que anos antes me haviam levado a tomar soro em um hospital. Hoje, também consigo evitar ao máximo o uso de antibióticos, coisa de que fiz uso recorrente por anos a fio. Meus níveis de energia, meu ânimo e minha capacidade de resposta melhoraram sensivelmente.

Todos nós somos falíveis e podemos adoecer. Mas atualmente me sinto preparado para enfrentar problemas sem tanta adição química nem tanto sofrimento. Apesar de às vezes ter

Introdução

uma dor aqui ou ali, para um corpo que era frágil e delicado, me sinto incrivelmente mais forte.

Para isso, foi preciso entender a fundo as causas do adoecimento. A natureza é regida por leis claras. E, quando uma lei é descoberta, sabemos que ela é verdade para todos, em qualquer local do mundo. Essa foi minha grande satisfação ao experimentar os efeitos das limpezas profundas de ioga (*kriyas*), entender corretamente o papel fundamental de nossa alimentação e corrigir meu estilo de vida dentro dos *ashrams* (monastérios, que atualmente podem abrigar também escolas, templos de meditação, hospitais e também oferecem retiros espirituais) pelos quais passei. A medicina moderna, que tem grande valor, cumpriu bem sua obrigação paliativa sempre que precisei ser tratado para dores, febres, infecções etc. Mas, para descobrir as leis que regem a saúde, foi preciso ir além de suas fronteiras. Enquanto eu procurava uma explicação fragmentada, faltava algo que unificasse a cabeça, o corpo e o coração. Alguma peça desse quebra-cabeça que eu não tinha conseguido encontrar, mas me deixara com a pulga atrás da orelha desde as aulas na USP. Algo que explicasse a essência do mecanismo de nos mantermos saudáveis ou abrirmos as portas para o adoecimento mental e físico. Mas, toda vez que adoecemos, temos uma oportunidade única de aprender. E foi isso que observei comigo mesmo e resolvi dividir com outras pessoas neste livro.

Apesar de ioga, naturopatia, ayurveda e psicologia parecerem disciplinas muito distantes, todas possuem fundações comuns. Juntas, elas se acenderam em minha mente e se revelaram um sistema completo para entender a origem de todo tipo de desequilíbrio. Percebi que a ioga usava a linguagem da ayurveda para designar os tipos físicos e doenças. A ayurveda também fazia referência à ioga no que tange à interpretação do mundo e dos fatores mentais. A psicologia moderna voltou a destacar as causas mentais no adoecimento físico, mas até mesmo esse conceito já era abordado pelos textos antigos, como o *Ioga Vashista*, que afirma que a origem de todas as doenças está na mente, seja pela contaminação do pensamento, seja pelo uso incorreto dos sentidos. A naturopatia complementa as antigas disciplinas, dando ênfase ao poder da alimentação e da desintoxicação. Nos dias de hoje, precisamos mesmo reaprender a comer e o significado da palavra "saudável".

E foi assim que busquei me curar da enxaqueca, das infecções e dos resfriados constantes. Foi aplicando esses mesmos princípios que trabalhei em conjunto com os médicos, ajudando pacientes com constipação, artrite, asma, hipertensão e diabetes, entre outras moléstias. Por trás do aparente caos e da desorganização da doença, existe uma lógica inteligente, ordenada e irrefutável, chamada **intoxicação**, que pode ser mental, física ou ambas.

Ao contrário do que aprendemos – ou intuitivamente pensamos –, quando adoecemos, não somos apenas vítimas da genética ou do acaso. Na verdade, nossas doenças são os esforços do corpo para se livrar da sujeira acumulada. Intoxicamos a cabeça com notícias pavorosas e filmes de terror e desgraça. Bebemos e comemos mal, com pressa e ingerimos alimentos cheios de venenos químicos. O resultado é primeiro o desgaste dos órgãos, sua debilitação e, em seguida, sua incapacidade de reagir. Daí adoecemos. E, se ainda por cima suprimimos as crises agudas de dor, a febre e os males diversos com remédios, negligenciamos e desrespeitamos momentos preciosos de desintoxicação do corpo. Ao fazer isso, aparentemente melhoramos os sintomas, mas na verdade estamos apenas cronificando ainda mais os problemas.

A própria medicina moderna está sempre reinventando antibióticos mais potentes e eficazes. Além do óbvio fator econômico, que beneficia os laboratórios, existe outra razão: o corpo se debilita cada vez mais ao ser tratado com remédios e os inva-

Introdução

sores também sofrem mutação e se tornam resistentes aos remédios, que param de fazer efeito. É por isso que em ayurveda se fala em limpeza, correção dos fluxos energéticos e fortalecimento do organismo.

O que vemos por experiência é que as crianças vivem no consultório do pediatra com o nariz escorrendo, e terão inúmeras infecções respiratórias quando pequenas. Depois, na adolescência ou na idade adulta, vêm os problemas digestivos, enxaquecas, afecções de pele e afins. Se conseguirmos passar por essa fase, depois enfrentaremos eventuais problemas do coração ou câncer e, por último, as doenças degenerativas. E também aprendemos que tudo isso é natural e ninguém está a salvo. Será?

Ninguém mais se pergunta por quê, pois, para quem vive em uma grande cidade, isso é considerado absolutamente normal! No entanto, não deveria ser bem assim. Minha forma de aprender foi eminentemente prática, não com pesquisas acadêmicas e modernas, que isolam um ou outro fator e tiram conclusões muitas vezes precipitadas e duvidosas. Que um dia dizem que manteiga faz bem, no outro afirmam fazer mal, e num terceiro que o ideal é uma combinação de manteiga com margarina... Ora. Não vou confiar em dados financiados por laboratórios e indústrias, químicas ou alimentícias. Não pretendo provar nada, quis apenas me curar. O mesmo resultado terá qualquer um que ouse entender a fundo seus problemas, que seja capaz de mudar sua forma de pensar e de agir. Claro que não poderia deixar de fora meu viés psicológico e lembrar o papel fundamental que a mente exerce tanto no adoecimento quanto na cura. Afinal, para se curar, primeiro é preciso acreditar – no que quer que seja. Médico, remédio, tratamento, reza, curandeiro... Sem nos aferrarmos a alguma crença, não vamos a lugar algum. Que essa crença seja a verdade, então. As filosofias hindus são permeadas pela tradição de honrar a verdade, transmitida ao longo de muitas gerações, de mestre para discípulo, por milhares de anos. Na tradição védica, os sábios receberam as revelações por meio de mantras, fórmulas secretas que continham verdades imemoriais. Eu agradeço e ofereço o que recebi nesses anos de estudo a todos os mestres que tive. Feliz é aquele que os encontra em seu caminho. Quando se toca a verdade, ela nos transforma. Quando estamos contentes, estamos em paz. Não inventei nada novo, apenas procurei unificar lógicas que pareciam desconexas, o que me custou muito esforço, dedicação e perseverança. Diversos tombos e escolhas erradas. Mas foram as quedas e os machucados que me fizeram progredir. Por isso, honro a tradição com um mantra védico, que serve de inspiração sempre que a verdade se manifesta em nossa vida.

Om, Purna-madah, Purna-midam.
Aquilo é perfeito. Isto é perfeito.
Purnaat, Purna-mudachyate.
Ao extrairmos algo da perfeição, o que surge também é perfeito.
Purnasya, Purna-madaya, Purnam-eva-vashishyate.
Ainda que seja retirado aquilo que é perfeito da perfeição, a perfeição permanece.

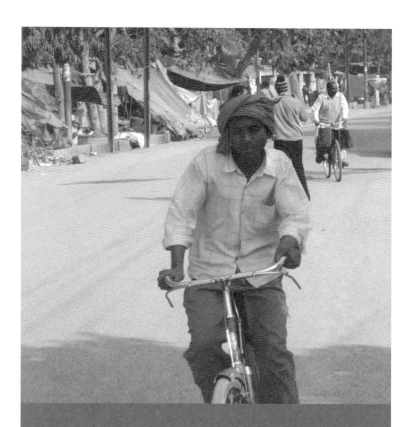

"Para entender qualquer coisa, você deve vivê-la, observá-la, conhecer todo o seu conteúdo, sua natureza, sua estrutura e seu movimento. Então, se você for capaz de aprender a cada minuto, o tempo todo observando, ouvindo e agindo, verá que o aprendizado é um movimento constante, independente do passado."

J. KRISHNAMURTI

1 O aparecimento dos sintomas

talvez eu tenha nascido com uma constituição mais fraca do que o normal. Dos problemas de asma quando pequeno, passando por dores de ouvido e pelas recorrentes infecções de garganta – a ponto de os médicos aconselharem meus pais a remover minhas amígdalas (tonsilectomia) lá pelos meus 17 anos. Por sorte, minha mãe teve dúvidas sobre a operação e eu passei incólume. Eles tratariam o foco de aparecimento do problema, mas não sua causa.

Passada a infância, entre algumas idas e vindas ao hospital, o ponto alto veio depois da adolescência, com as recorrentes e frequentes crises de dor de cabeça, que mais tarde descobri terem um nome: enxaqueca. Só sei que minhas crises foram ficando cada vez mais fortes e repetidas até eu me cansar de conviver com dor de cabeça uma vez por semana e com a falta de resultados com os tratamentos tradicionais. As dores começaram mesmo por volta dos 16 e se agravaram durante a faculdade, dos meus 18 aos 22 anos. Pelo menos, é dessa época que guardo as primeiras lembranças de dores mais fortes. Antes, eu apenas sofria depois de uma noite de farra. Tínhamos festas de todas as faculdades dentro da USP, então claramente eu já experimentara os efeitos que a bebida, adicionada a longas horas pulando, é capaz de provocar no corpo. Naquela época, não existia o *ecstasy*, bolinhas coloridas e nenhuma das drogas sintéticas tão comuns hoje em dia, então nossa farra era regada mesmo a álcool, eventualmente um baseado.

Nas festas, não precisava ter comida, mas não podia faltar música nem cerveja. Batidas, caipirinhas e outras combinações eram bem-vindas. Naturalmente, várias vezes passávamos da conta e o resultado no dia seguinte era uma clássica dor de cabeça, enjoo, cansaço, secura na boca, dores no corpo e vontade de não fazer nada – a famosa ressaca. Queremos morrer e nascer de novo e juramos que nunca mais beberemos assim... Até a próxima festa.

Depois das baladas mais animadas eu costumava ter um "dia seguinte" bem difícil, mas nessa fase da vida tudo é literalmente uma festa e faz parte da rotina dos estudantes curtir a vida. Ninguém se preocupa com o amanhã e os anos passam voando entre festas, analgésicos, provas, relatórios, muito café, antiácidos e afins. Porém, mesmo bem depois das primeiras festas da faculdade, eu continuava a ter fortes dores de cabeça, dessa vez sem ter cometido grandes excessos. As dores apareciam ao amanhecer, lá pelas 4h da manhã, e se estendiam por horas a fio. Eram necessários muitos remédios e horas de paciência para obter alívio.

Depois de um tempo, finalmente a dor ia embora e era como se nunca tivesse existido. E, como para todas as coisas, a memória é curta e logo esquecemos a necessidade de investigar as causas. Mesmo nos dias de hoje, ninguém dá muita bola para dores de cabeça; afinal, todo mundo tem. Apesar de essa moléstia ser socialmente aceita, comecei a desconfiar que algo andava estranho, mas também pouco conseguia fazer para mudar o intervalo entre as crises e entender como evitar uma nova ocorrência.

Foi bem depois dos tempos da faculdade, lá pelos meus 28 anos, que tive um episódio mais sério. Uma crise clássica, dessas que não passam com nenhum tipo de analgésico. Eu havia acor-

O aparecimento dos sintomas

dado às 5h30 com a cabeça pulsando. Ir ao banheiro já era difícil, imagine ir caçar o vidrinho de pílulas na cozinha. Arrastei-me até a pia e engoli a primeira. Nada. Trinta minutos depois, voltei para tentar a solução em gotas. Uma hora mais tarde, tomei a terceira leva. Antes das 8h acabei vomitando os remédios e a dor. Fui parar no hospital, sendo medicado com soro na veia. A dor passou e o ânimo também. Eu parecia um zumbi ao sair de lá. Para variar, ninguém sabia os motivos, mas me aconselharam a procurar um neurologista.

Como na minha família médico é o que não falta, logo acharam um bom para mim, e lá fui eu tentar descobrir que peça estava solta ou faltando na minha cabeça. Mais de dez anos haviam se passado desde as primeiras dores semanais, e eu também achava que estava na hora de dar um fim a esse problema. No consultório, as clássicas perguntas: como aparece a dor, com que frequência, a intensidade, de que lado da cabeça, o que tinha comido antes da crise, se eu via um halo ou não. Mas nada conclusivo. Para completar o diagnóstico, o neurologista me pediu uma tomografia do crânio com aplicação de contraste. Eu, que não fazia ideia de como era aquele exame, aceitei sem pensar duas vezes.

O procedimento é ligeiramente invasivo, uma vez que o contraste é injetado na veia para ver o funcionamento dos vasos dentro da cabeça. Dá-lhe radiação para fotografar tudo direitinho. Muito bem, voltei ao médico com os resultados, mas nada de errado foi encontrado por lá. A pergunta permanecia: qual seria a causa da dor? A resposta era que as "causas eram inespecíficas". Na verdade, nem o médico sabia o que eu tinha.

Comentei na consulta que minha mãe sofrera de enxaqueca por longos anos, e pensei comigo mesmo que talvez pudesse ter herdado dela. "Ah, então aí está a chave do problema." Para a minha consulta, caso encerrado. Pelo menos ele já tinha um diagnóstico para me apresentar: cefaleia tensional que, quando agravada, virava enxaqueca. Causa inespecífica, provavelmente hereditária!

Definição de enxaqueca, segundo o dicionário Houaiss:

> Cefaleia de causa desconhecida na qual ocorre constrição seguida de dilatação das artérias da cabeça, caracterizada por dor no meio do crânio, intensa e pulsátil, associada a problemas digestivos (náuseas e vômitos); agrava-se com a luz, barulho e atividade física e apresenta evolução crônica e paroxística.

Nem precisava ter feito todos os exames para saber... Gosto do que a própria definição diz: causa? Desconhecida. Cura, então? Nem pensar...

Além disso, na literatura médica, encontramos os seguintes sintomas: "Visão de um halo ou não, pode ocorrer perda de sensibilidade ocular e nos membros e a crise termina em intensa dor pulsante que remete a quarto escuro e repouso total". Eu não via halo nem cores estranhas, mas às vezes tinha um enjoo e um mal-estar do cão. O diagnóstico foi bonito, mas o prognóstico era duvidoso.

Sugestão do médico: eu poderia começar imediatamente a fazer uso diário de analgésicos fortes e testar o resultado por seis meses e depois monitorar as crises. Ou poderia fazer o uso dos mesmos remédios fortes apenas quando tivesse uma crise. Resolvi não me afundar em medicamentos e continuar buscando outra explicação que fizesse mais sentido.

Mais três anos se passaram entre uma crise e outra, e, quando completei 31 anos, comecei a praticar ioga meio por acaso. Eu fazia dança de salão e sentia intensa dor muscular nas pernas, pois treinávamos com frequência. Uma amiga me sugeriu fazer ioga para ter mais flexibilidade e aliviar as dores. Mas eu achava a ioga sem a menor graça, ficar sentado entoando o mantra *om* não era para mim. Mas ela tanto insistiu que resolvi experimentar.

O aparecimento dos sintomas

Então minha dificuldade foi achar um bom professor de quem eu gostasse. Migrei por um tempo de escola em escola pela zona oeste de São Paulo – onde moro – e finalmente comecei. Eu pensava: "Nossa, como sou duro, não consigo fazer nada!" Não é fácil começar depois dos 30. Eu olhava os outros na sala e queria sumir. Tinha vergonha. Infelizmente, somos ensinados a achar que só devemos fazer aquelas coisas nas quais nos destacamos. Ioga, com certeza, não era uma delas para mim. Eu realizava as práticas no fundo da sala, longe dos olhos do professor e principalmente dos outros alunos. Mas, embora aos poucos eu tenha ganhado flexibilidade, paciência e coragem para enfrentar o trânsito, o trabalho e a rotina, os efeitos da ioga nas crises de enxaqueca foram apenas moderados. Porém, fui aprendendo a me desligar dos olhares alheios e a praticar honestamente, focando, na medida do possível, apenas em mim mesmo.

Também passei a fazer sessões de psicoterapia e massagens semanais para tentar acalmar os ânimos, mas nada parecia modificar a intensidade e a frequência das crises. Será que eu teria de me condenar a sentir dor a vida toda? Como eu já tinha lido que grandes gênios do passado – Albert Einstein, Napoleão Bonaparte, Miguel de Cervantes, Charles Darwin, Frédéric Chopin, Virginia Woolf e Sigmund Freud – haviam sofrido do mesmo mal, buscava algum consolo nisso. Mas o fato é que a cada nove dias uma nova crise me atingia. Quem já sofreu de enxaqueca sabe quanto a dor pode ser limitante. E ninguém que não tenha experimentado isso consegue nos entender. Acham que é frescura.

Na época, eu trabalhava na área de marketing de empresas grandes, e com o aumento das responsabilidades cresciam também o estresse e o volume de trabalhos extras. Tudo isso aumentava a probabilidade de mais dores de cabeça. Meus amigos respondiam em coro às minhas dúvidas: "Ah, para, é normal, toma um remédio e pronto". O sonho de Bill Gates e dos laboratórios farmacêuticos foi realizado: em qualquer empresa do mundo, todos têm um PC em cima da mesa, um antiácido e um analgésico na gaveta.

No fundo, eu sabia que algo estava errado e temia um problema maior cumulativo, uma vez que àquela altura eu sofria dessas crises havia mais de 15 anos. Eu me perguntava se tanta dor podia significar uma disfunção congênita ou até mesmo um tumor. Sombras de quem sofreu um câncer na família... O grande dilema era que os exames não mostravam nada de errado. Estranha essa lógica da medicina. Tudo perfeito, mas dores intensas. Eu não me conformava.

Em 2006, resolvi embarcar no curso de formação para professores de ioga que acontecia nos finais de semana. Empenhei-me em aplicar meu lado racional e fiz um registro detalhado contando o número de crises, atribuindo níveis de dor e duração. Em resumo, escrevi um diário do sofrimento. Queria de qualquer forma encontrar um culpado. Cheguei a anotar até o que comia em busca de uma eventual conexão entre os fatos. Na época, eu ainda não era vegetariano e comia de tudo um pouco.

Comprei livros sobre o assunto, fiz dietas que prometiam uma saída para o problema. Tentei juntar os pontos, mas ainda assim os resultados eram sempre duvidosos. Meu diário continuava com o ponto vermelho semanal...

Mas eis que no meio do curso de formação aprendemos seis técnicas de limpeza de ioga, os *shatkarmas*. Começamos fazendo duas delas: lavagem do estômago (*vaman*) e das narinas (*jala neti*). Isso porque, por experiência, não adianta lavar apenas o nariz. Muitas vezes, o catarro vem do estômago e fica circulando pelas vias aéreas. Esse processo também tem grande valia para a cura de asma.

O aparecimento dos sintomas

Na ayurveda – a medicina tradicional indiana –, a técnica tem o mesmo nome, porém se adicionam ervas ao preparado. É verdade que vomitar não é a coisa mais agradável do mundo, mas garanto que de manhã, em jejum, não tem gosto de nada e a sensação de leveza que permanece é muito boa. Por que ninguém tinha me contado isso antes? Tirando o medo e o preconceito, o processo todo não leva mais do que dez minutos e faz muito bem. Não deve ser feito todos os dias, somente quando há excesso de catarro no organismo.

Eu mesmo sempre tive entupimentos, alergias e outros distúrbios nasais. Também sofria de uma espécie de coriza constante (excesso de *kapha*, de acordo com a ayurveda, e excesso de toxinas, de acordo com a naturopatia). Depois de um ano e meio na formação de professores de ioga, meus registros mostraram que em novembro de 2007 eu passara quase o mês inteiro sem crises. Não demorou muito para que eu percebesse a ligação da alimentação mais leve e vegetariana, das limpezas do estômago e do nariz e do começo da prática de meditação com a diminuição marcada das enxaquecas.

A partir daí, notei que o estresse não era o único causador ou responsável. Concluí que ter uma alimentação natural e manter o corpo descansado e livre de toxinas era fundamental para a saúde. Aos poucos, percebi que três fatores eram capazes de deflagrar uma crise em mim: dormir pouco ou ir dormir tarde demais, exercitar-me além da conta ou ingerir muita comida industrializada.

Então, em 2008, fiz minha primeira viagem à Índia com um grupo de professores de ioga. E foi lá que vi como era amplo o universo da medicina ayurvédica, das práticas de ioga e de suas aplicações combinadas. A partir daí travei meu primeiro contato real com a medicina indiana. Nessa época, faltava bem pouco tempo para eu terminar minha formação como instrutor no Brasil, por isso resolvi voltar à Índia assim que concluísse o curso. Um mês fora não era suficiente para conhecer o que o país oferecia.

De volta ao Brasil, continuei monitorando as crises. Às vezes elas surgiam quando eu jantava fora e tomava vinho ou comia muito chocolate ou queijo. Em outras, apareciam sem nenhum motivo aparente.

Foi nesse período que me tornei vegetariano, depois de assistir ao documentário brasileiro *A carne é fraca*. Estando cada vez mais mergulhado na filosofia da ioga, me espantei ao ver aquelas cenas que mostravam o sofrimento prévio dos bichos antes de virar bife. Não foi a frieza da matança o que mais me impressionou, mas o desespero que os bichos manifestavam diante dela.

No nosso mundo asséptico, vemos apenas a carne já embalada ou congelada, limpa, os frangos em pedaços, pré-assados, coloridos e empilhados na prateleira. Tudo isso nos aliena da verdade: esquecemos que aquilo um dia foi um animal com os mesmos instintos que nós, com a mesma vontade de ter sua família por perto. É um soco no estômago lembrar essas cenas. Na verdade, optei pelo vegetarianismo por achar cruel demais criar um bicho para virar almoço, não apenas por uma questão de saúde. Aliás, ninguém pensa em fazer bife do seu cachorro ou seu gato.

Anos depois, somei outras informações a esse mal-estar ético. Como a industrialização transformou a produção de carne e frango no Brasil em linha de montagem, o que comíamos eram restos de carne, tratados com antibióticos e até amônia. Os documentários *Food matters* e *Food Inc.* ilustram bem esse processo nos Estados Unidos. O *chef* Jamie Oliver recentemente mostrou que as cadeias de *fast food* também tratam restos de carne que deveriam servir a cães com amônia e depois colocam em seus hambúrgueres e vendem normalmente. Não sei o que é pior, os hormônios presentes no frango ou a amônia e os anti-

O aparecimento dos sintomas

bióticos que são adicionados à carne. E para muita gente essa constante intoxicação continua refeição após refeição. Pode um organismo ingerir veneno e continuar saudável? Impossível. Mesmo quem é vegetariano não está imune a isso. Quem come frutas e verduras recebe uma quantidade inacreditável de agrotóxicos, que são despejados às toneladas nos vegetais e nas frutas. Isso envenena os órgãos e acaba com a vitalidade de qualquer um. No Brasil, ingerir orgânicos é fundamental para evitar essa intoxicação, já que o país, estranhamente, encabeça a lista dos consumidores de venenos agrícolas.

Todas essas questões continuavam ecoando dentro de mim, e o desejo de voltar à Índia foi crescendo. Por isso, em 2009, decidi passar seis meses estudando ioga para aprofundar meu conhecimento sobre as escrituras e entender o que se escondia nos antigos tratados. Queria saber o que eles diziam de outras práticas, mais ocultas e potencialmente interessantes que as posturas. Já conhecia um pouco sobre os exercícios respiratórios (*pranayamas*). Ouvia falar de posição de mãos (*mudras*), de entoação de mantras e de palavras sagradas. Definitivamente, eu precisava voltar.

Foi então que, da segunda vez que estive na Índia, entendi quanto o país está bem mais desenvolvido que o nosso Brasil. Conheci os Advanced Centers for Ioga Therapy (Acyters) – centros avançados de iogaterapia. Patrocinados pelo governo indiano, eles são implantados nos hospitais públicos para oferecer terapias alternativas. Assim, as pessoas podem complementar seu tratamento com as formas mais antigas de terapia. Uma iniciativa para colocar em prática a cura multidisciplinar.

Em Pondicherry, conheci o dr. Ananda Balayogui Bhavanani, que mudou os meus conceitos sobre ioga e saúde. Médico e filho de médico, ele me levou para conhecer o trabalho de ioga aplicada à hipertensão e ao diabetes no Jipmer Hospital. Lá, vi a integração das tradições milenares às modernas técnicas médicas.

Passei um mês estagiando nesse hospital e mais três em Rishikesh, aprofundando a minha prática e estudando as escrituras, como o *Srimad Bhagavad Gita* e os *Ioga sutras*. Acabei aproveitando a viagem e fui estudar massagem na Tailândia. Passados os seis meses, retornei ao Brasil, mas nem bem cheguei e sabia que precisava voltar. Agora, eu queria morar lá por um período mais longo, com o objetivo de descobrir o que mais se escondia na antiga sabedoria médica indiana. Aonde esses caminhos me levariam?

Assim, em 2010 me inscrevi na pós-graduação em iogaterapia do Instituto Kaivalyadhama. Ao final do curso, em 2011, passei três meses no Nisargopchar Ashram. Maravilhei-me em longas discussões com os médicos e com a enorme biblioteca do *ashram*, que continha todos os autores pioneiros que falaram sobre alimentação, tratamentos e estilos de vida mais naturais. Nomes como Ann Wigmore, John Lust, Father Kneipp, Adolf Just e G. H. Kellogg abriram minha cabeça com ideias simples, que ofereciam curas naturais para os mais diversos tipos de doenças crônicas – de controle da dieta, ingestão de sucos, jejum e banhos a comer grama de trigo (*wheatgrass*) para controlar câncer. Banhos não só de água, mas de lama e ainda compressas de ervas. Foi lá também que conheci os trabalhos do dr. Max Gerson, que há quase cem anos já criticava o rumo que estávamos tomando com a crescente industrialização e o consequente envenenamento da comida. Ele ligava todo tipo de doenças a duas coisas: uma vida longe da natureza e a intoxicação do fígado. Estudando com o dr. Ravindra Nisal, percebi que a naturopatia conversava com a ayurveda. Eu nunca mais seria o mesmo...

Quando conseguimos entender as leis e ordens naturais, acertamos o nosso ritmo e somos capazes de seguir felizes e com saúde. Se, ao contrário, nos afastamos cada vez mais delas, pagamos com a decadência da saúde, a insuficiência dos órgãos e, eventualmente, até com a perda prematura da vida.

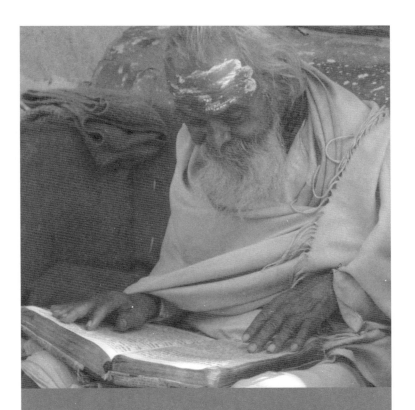

"Todos os seres vivos que habitam a Terra surgiram do alimento. Eles se mantêm vivos graças a ele e tornam a sê-lo ao final da vida. O alimento realmente tem soberania sobre tudo que foi criado no mundo, por isso se diz que é também o remédio para tudo... Aquele que come se torna aquilo que foi ingerido e a comida também ingere aquele que a comeu, sendo por isso chamada de *annam*."

TAITTIRYA UPANISHAD

2 Um mundo sem referências

hoje em dia, informação é o que não falta. Aliás, talvez o problema seja o oposto, o excesso e a inutilidade de tantos dados em circulação. Milhares de fontes diferentes repetem as mesmas coisas, muitas vezes sem fazer ideia do que estão abordando. Mesmo quando a fonte é razoavelmente confiável, tal como uma revista científica, é fácil encontrar estudos que dão informações opostas. Isso sem contar os estudos que são patrocinados e dos quais nunca se acessam os resultados. Essa realidade podia ser constatada mesmo antes do advento da internet, que apenas potencializou esses efeitos. Agora, a situação piorou – e muito. É por isso que resolvi seguir o que diziam as antigas escrituras e não me basear na última informação impressa na *Science*.

Alguns exemplos justificam minha indignação: devemos comer margarina ou manteiga? Tomar leite ou evitá-lo? Se ele é benéfico, que tipo devemos escolher? Integral, semidesnatado ou desnatado? De soja, talvez? Afinal, um copo de vinho faz bem ou não? E café? Que tipo de óleo devemos usar na cozinha? A lista é interminável.

O café, por exemplo, pode provocar ansiedade, taquicardia, enxaqueca, crises de pânico etc. Mas, se faz mal, por que adicionam cafeína nos comprimidos contra a gripe? A última pesquisa diz que quem toma mais de seis cafezinhos por dia vive mais tempo. Será? Micro-ondas causa câncer ou não? Se celular não faz mal ao cérebro, por que um dos fabricantes escondeu e impediu a publicação de um relatório com os resultados?

Essas eram apenas algumas das perguntas que eu me fazia até há pouco tempo. Dada a discrepância entre as informações e o rabo preso das pesquisas – seja com os laboratórios, seja com as empresas que financiam os estudos –, desisti de considerá-las. Além disso, até mesmo as pesquisas consideradas "sérias" são muitas vezes financiadas pelas mesmas empresas que colocam as tecnologias no mercado. Ou seja, credibilidade zero. É fácil maquiar resultados. Se você não acredita, sugiro que assista ao documentário *Sweet misery*. Ele mostra que o aspartame, um dos grandes venenos atuais no mercado, foi aprovado pelo FDA americano mediante pesquisas falsas e suborno dos advogados da agência reguladora. Se o órgão oficial que deveria proteger os americanos os sabota, o que esperar das notícias?

Hoje os alimentos são tão processados e industrializados que fica difícil entender do que são feitos realmente. Isso também é fruto da necessidade de conservá-los cada vez por mais tempo. Aparentemente eles parecem frescos e saudáveis – doce ilusão. Quando a produção artesanal passou a ser feita em escala, as mercearias deram lugar aos supermercados e as mulheres começaram a trabalhar fora e a não cozinhar mais, criaram-se alguns problemas práticos. O primeiro deles foi como embalar os alimentos e conservá-los por longo tempo, a ponto de poderem ser transportados por milhares de quilômetros sem estragar. Surgiram então diversas tecnologias: conservantes e aditivos químicos, embalagens com nitrogênio, latas e, mais recentemente, até radiação – que, tão temida, é também usada para tratar câncer. Ao mesmo tempo, foi preciso preservar a boa aparência e o gosto daquilo que se embalava.

Um mundo sem referências

Depois, ampliou-se ainda mais o conceito "ready to use" americano, aparentemente facilitando a vida dos pais e mães que precisavam passar o dia fora de casa. As empresas começaram a deixar os alimentos semiprontos, para que as famílias precisassem apenas aquecê-los no micro-ondas ao chegar em casa. Porém, poucos sabem que essa bela e saborosa comida tem baixo valor nutritivo e energético, além de vir carregada de todo tipo de venenos para o organismo – como o glutamato monossódico, que realça muito o sabor à custa de degeneração e morte neuronal. Esse veneno atual é um dos ingredientes de certas marcas de molho *shoyu*, estando presente em quase todos os alimentos industrializados, de sopas a lasanhas. Seus efeitos são conhecidos por "síndrome do restaurante chinês", e entre os sintomas estão mal-estar, sensação de aperto no peito, dor de cabeça, no pescoço e ao redor dos olhos, sudorese, ondas de calor e alterações do humor. Mais recentemente se descobriu que os sintomas de quem faz uso constante do produto mimetizam os da esclerose múltipla.

Hoje tudo vem preparado, pré-assado, cozido, descascado – só falta vir digerido. E, para dar sabor a tudo isso, dá-lhe mais sal e aditivos. O sal, quando consumido em excesso, provoca endurecimento das artérias e órgãos e deveria ser fortemente restringido. Depois de refinado, então, não serve para nada além de estimular o apetite.

Pouco se sabe sobre os efeitos de tantas formas diversas de aumentar a conservação e a praticidade. A comida que deveria conter energia viva foi esquartejada em calorias, carboidratos, proteínas e gorduras, e é apenas com isso que nos preocupamos atualmente.

Vejamos alguns exemplos que demonstram até que ponto temos noções erradas sobre alimentação.

O leite encabeça a lista. O leite que tomamos hoje é pasteurizado, processo no qual sofre rápido aquecimento, que pode chegar a incríveis 150°C (ultrapasteurização), e em seguida é resfriado. Sim, isso mata as bactérias mas também extermina todo e qualquer nutriente.

O leite comercializado no Brasil é apenas uma água esbranquiçada, um líquido morto, sem nenhuma energia vital, apesar de conter ainda um leve cheiro de leite e ser entupido artificialmente de vitaminas. Quando ingerido, ele pode apodrecer dentro do nosso organismo, irritando o sistema digestivo e causando gases e desconforto, além de síndromes inflamatórias. Idealmente, deveríamos apenas ferver o leite tirado da vaca. Como isso é impossível, é melhor substituí-lo por sucos naturais e chás.

Vale lembrar que os textos antigos de ioga e naturopatia – e até médicos como Hipócrates – há mais de 2 mil anos receitavam leite para tratar um grande número de moléstias. Mas naquela época o leite era puro, natural, rico em nutrientes.

Mais divertido ainda é observar que temos regras diferentes para o mesmo tema. Superesterilizamos o leite, mas tomamos bactérias vivas em seus derivados, já que os lactobacilos melhoram a digestão. É no mínimo estranha essa lógica de esterilizar uma coisa e encher a outra de bacilos. Mágicas do marketing e da ignorância. As pessoas também seguem estranhas regras em relação à água. Por exemplo, bebem dois, três ou até quatro litros, de acordo com o que a última revista de saúde indicou. Acho que o homem é o único animal que toma água não quando tem sede, mas segundo uma quantidade que leu num artigo. Nunca veremos nada parecido entre os animais. Estes bebem quando têm sede – e pronto.

Nós, pobres seres humanos, ficamos fazendo contas. Controlamos as calorias, o nível de carboidratos, gorduras e sal, mas não nos preocupamos com a desnaturalização e com o processamento daquilo que comemos. Seguimos o que a língua pede, mas não o que o corpo precisa. Somos escravos de nossos desejos. Mas justificamos tudo muito bem: "Eu senti que meu corpo precisava disso". Pergunto eu: quem precisava: o corpo ou a língua?

Um mundo sem referências

Mas existem algumas verdades que devemos conhecer. Por exemplo: água gelada não faz bem, especialmente depois de comer. O mesmo vale para refrigerante, vinho, cerveja, caipirinha e afins. Quando ingeridos junto com alimentos, diluem o suco gástrico, atrasando e prejudicando a digestão. Atrasos na digestão significam menor eficiência no processo e, eventualmente, gases e putrefação da comida. Água durante a refeição, sim – pouca e em temperatura ambiente. A sede deve ditar o comportamento. Na comida preparada com pouco sal, os próprios líquidos contidos nos alimentos se encarregam de matar a sede.

Sobre a carne, um alerta. Dentro do organismo, ao demorar para ser digerida, ela libera toxinas e, seus resíduos apodrecem e contaminam os tecidos. O corpo então tem dois trabalhos, a digestão e a eliminação de toxinas. A exceção é a carne crua, que ao menos no caso de experiências com gatos não provocou efeitos nocivos ao longo de gerações estudadas. O problema é que carne crua pode causar cisticercose. Além do mais, gatos não têm o mesmo aparelho digestivo de humanos, que é bem longo. Por isso, sugiro minimizar a ingestão semanal.

Não comer carne não tem nada que ver com religião, mas com diminuição do sofrimento, com compaixão. Qualquer um que tenha visto um animal ser abatido torna-se automaticamente incapaz de comer sua carne. Para quem prefere o cinema ao documentário, vale assistir também ao filme *Na natureza selvagem*. Nele, o protagonista é obrigado a caçar para comer e, na minha opinião, jamais se livra da culpa pelo ato cometido. Se você é contra touradas e rodeios, também deveria dispensar o churrasco. É importante ter coerência.

Cada país tem sua peculiaridade, mas em minhas andanças percebi que em geral as pessoas se preocupam muito pouco em saber o que ingerem, de onde a comida vem e, menos ainda, como é produzida. Também não sabem quase nada sobre os efeitos e consequências do que comem. No Brasil, arroz branco com feijão fortalece; na Itália, macarrão com tomate; na Índia, tudo que for frito e de preferência levar pimenta. Peculiaridades à parte, é difícil convencer alguém que sempre comeu a mesma coisa de que aquilo pode não ser a dieta ideal... O gosto e o hábito viciam a língua e pervertem a lógica.

As pessoas se apegam ao fato de que se alimentaram assim desde crianças, portanto aquilo deve fazer bem. Precisamos primeiro entender uma regra simples: quanto mais natural, menos condimentado, conservado, aquecido e processado, melhor. Isso é eternamente válido. Depois, o tipo de alimento que combinamos é muito importante. As combinações devem ser estudadas e respeitadas, especialmente para aqueles que têm estômago sensível ou sofrem de algum tipo de doença, que sempre debilita a capacidade digestiva.

Os alimentos crus e naturais têm mais valor nutritivo do que os cozidos, que perdem até 60% de seus nutrientes quando fervidos e mais ainda quando fritos. O problema é que, para digerir bem alimentos crus, precisamos ter um fogo gástrico bem potente – *jathar agni*, na linguagem de ayurveda e de ioga. Além disso, nossa capacidade digestiva muda a cada fase da vida. Uma criança não tem a mesma capacidade digestiva de um adulto, que tampouco digere como um idoso ou uma mulher grávida. Isso considerando que todos eles sejam saudáveis. Então, é verdade que existe uma relação oposta entre nutrição e aquecimento da comida. Ao mesmo tempo, quanto mais cozida, mais fácil é sua digestão. Por isso cada um precisa se conhecer para entender suas necessidades e balancear essa equação de forma ideal. Em caso de doenças, a matéria vai mais além... Não adianta dar cenoura crua – alimento sem dúvida saudável – a quem tem gastrite ou varizes no esôfago. É preciso adequar a receita à pessoa.

Um mundo sem referências

Em linhas gerais, é seguro dizer que frutas e verduras deveriam compor grande parte de nossa alimentação diária, se possível mais de 70% dela. Elas mantêm a composição alcalina do sangue e evitam a intoxicação dos tecidos e o enfraquecimento dos órgãos. Porém, as frutas devem ser ingeridas sozinhas, e não como sobremesa. Como são rapidamente digeridas, não combinam bem com outros tipos de comida. Quando ingerimos frutas como sobremesa, elas entram na fila da digestão, ocasionando grande risco de dispepsia e de formação de gases.

Já legumes e hortaliças combinam com tudo e devem ser incluídos em todas as refeições. Carboidratos e proteínas, quando em grande quantidade, devem ser ingeridos em refeições separadas. Isso porque boa parte dos carboidratos é digerida na boca e as proteínas no estômago, o que torna mais difícil ajustar o suco gástrico a essa combinação. Mas para quem é saudável e pratica exercícios físicos isso não é lá grande problema. Quando estava na Itália, vi servirem aos pacientes de um hospital mais do que dois ou três tipos de carboidrato na mesma refeição, acompanhados por suco em caixinha (artificial) e frutas de sobremesa. Ou seja, embora houvesse uma equação nutricional adequada entre carboidratos e proteínas, as combinações alimentares eram ignoradas por médicos e nutricionistas do hospital.

Além dessas regras simples, a ayurveda é muito clara no que concerne às mudanças ao longo da nossa vida. Na infância, predomina em nossa estrutura o *dosha* (constituição individual) *kapha* (terra e água), tornando-nos mais propensos a sofrer de doenças do sistema respiratório e a excesso de muco. Durante a juventude e a idade adulta, sofremos de doenças mais relacionadas ao estômago e ao metabolismo, pois nessa época o *dosha pitta* (fogo e água) se manifesta. Por isso, pessoas entre 30 e 50 anos costumam sofrer de gastrite, problemas digestivos, afecções de pele, irritações intestinais etc.

Na velhice, fase da vida em que predomina o *dosha vata* (ar e espaço), em geral se manifestam doenças relacionadas à diminuição da circulação energética e à consequente ausência da lubrificação no corpo, tais como constipação, artrite, problemas ósseos etc.

Hoje, em decorrência de uma dieta industrializada, cheia de agrotóxicos, hormônios, conservantes e elementos químicos, temos sofrido cada vez mais cedo de males que só deveriam se manifestar, se tanto, na velhice. Além de as doenças infantis estarem cada vez mais pronunciadas, não é incomum encontrar pessoas na casa dos 25-30 anos constipadas, com hemorroidas, indigestão, alergias, diversas síndromes intestinais, asma, artrite e até doenças degenerativas graves e câncer. Sem falar no número crescente de infartos entre jovens.

Por que, apesar dos constantes avanços de diagnóstico e tratamento da medicina, estamos mais doentes que nunca?

Na minha experiência na Índia, percebi que três fatores são decisivos para barrar o aparecimento das doenças:

1. a capacidade mental de lidar com a pressão, a frustração ou com fatos traumáticos e não deixar que isso se somatize no corpo;
2. a capacidade digestiva, que também é proporcional à quantidade de exercício diário que uma pessoa executa;
3. o equilíbrio na alimentação, no sono e nas atitudes.

Nossa capacidade digestiva varia não só em função da herança genética, mas também da maneira como fomos alimentados quando crianças e de quanto somos ativos no dia a dia. Por isso, três coisas são fundamentais: dormir bem, se exercitar com frequência e se alimentar adequadamente.

Crianças que se movimentam bastante em geral comem bem e dormem melhor. Crianças que não fazem exercícios comem pouco, digerem mal e ainda por cima não dormem. O mesmo vale para os adultos. As pessoas que praticam uma atividade física regularmente têm muito mais apetite – e capacidade digestiva – do que os sedentários. Em geral dormem melhor e apresentam menos problemas de humor ou depressão.

Atualmente somos bombardeados por uma infinidade de mensagens que geram compulsão por sabores novos, provocando uma falsa sensação de fome a todo instante. Somos impelidos a comer a qualquer hora e em qualquer lugar. Isso leva as pessoas a ingerir muito mais do que precisam, além de fazer que a comida ocupe outro lugar que não a nutrição, fenômeno conhecido como "comer por ansiedade". Quando comemos mais do que precisamos, superestimulamos nossas glândulas e secreções digestivas, levando em última instância à exaustão dos órgãos.

O próprio sal é um superestimulante de apetite. Com menos sal, a tendência é que se coma bem menos. Vai começar uma dieta? Experimente retirar o sal e o açúcar da lista de compras. Vai ser muito mais fácil perder peso. Mas essa dieta, de tão simples e óbvia, não venderia nenhuma revista. Provavelmente também surgirão menos problemas de calcificação nos tecidos e órgãos do corpo. Isso é fácil de comprovar: experimente, por exemplo, comer castanhas totalmente sem sal e sentir seu sabor. Não conseguimos comer mais do que um punhado delas. Mas basta adicionar sal para que 200g seja pouco. O sal vicia e nos estimula a comer além da conta. Outra falácia é a ideia de que refrigerantes e cerveja matam a sede. Na verdade, eles dão sede, caso contrário as pessoas não sofreriam de desidratação ao consumir álcool em excesso. Uma lata de refrigerante pode conter quase 40g de açúcar refinado, ou seja, um tiro no pâncreas a cada latinha.

A publicidade também atua reforçando a ideia de que é normal estar constantemente com sede e com fome. Para driblar esses estímulos podemos beber água ou chá quando aparece essa primeira sensação. Fome de verdade não passa com nada... Fome de verdade é aquela enfrentada pelo protagonista do filme *O pianista*, por exemplo: não importa se a comida tem sal ou açúcar, se está dentro da validade ou passada. A fome verdadeira é o melhor tempero para qualquer refeição.

É por isso que quase todas as religiões recomendam um período de jejum no qual devemos desintoxicar o corpo, a mente e, se possível, nos reconectar com nossas reais necessidades. Daí percebemos que somos totalmente capazes de passar um ou mais dias sem comer nada. Na Índia, existem práticas de jejuar por até 30 dias seguidos.

O livro *Charaka Samhita*, um dos famosos tratados de ayurveda, afirma que quem seguir as regras ali expostas não viverá menos do que 100 anos. Ou seja, a ideia de que hoje se vive mais e melhor do que nunca parece um tanto enganosa, uma vez que esse tratado foi escrito há mais de 2 mil anos. Querendo ou não, o que comemos e bebemos, como nos mexemos e encaramos as coisas, tem um papel decisivo em nossa expectativa de vida.

Nos hospitais pelos quais passei, encontrei muitos pacientes que simplesmente eram incapazes de abandonar seu estilo de vida, ainda que soubessem que estavam fazendo mal a si próprios. Tudo porque foram criados assim. Lembro de um dos pacientes com hipertensão e diabetes dizendo: "Ah, sim, mas eu venho do Punjab e para um punjabi é impossível ficar sem comer". Como os pacientes costumam ocultar detalhes de sua alimentação, provavelmente "ficar sem comer" para ele significava comer por dois, de preferência tudo muito apimentado e bem estimulante.

Eu mesmo só virei vegetariano depois de ter comido carne por mais de 30 anos, e sinceramente não sinto a menor falta. Ao contrário, acho que os problemas causados pelo consumo de carne superam de longe seus eventuais benefícios. Minha digestão foi turbinada depois que abandonei as carnes. Mas não adianta virar vegetariano e se encher de agrotóxicos ou frituras. Metade do povo indiano é vegetariana, e mesmo assim eles são hoje os campeões mundiais de diabetes e hipertensão. É preciso saber preparar os alimentos, usar, se possível, ingredientes orgânicos e não abusar de gorduras e frituras. Infelizmente os alimentos orgânicos ainda são caros e elitistas demais.

Para a naturopatia, as doenças também podem ser explicadas pela industrialização, pela condimentação excessiva, por processos antinaturais de cozimento, pelo exagero na quantidade de comida ingerida e pela frequência excessiva com que nos alimentamos. Comemos de tudo o tempo todo e depois procuramos um culpado: o queijo, o vinho, o salgadinho, o chocolate, o café ou a carne. Todos eles, sem exceção, estão contaminados por conservantes, espessantes, acidulantes, aromatizantes, umectantes, edulcorantes, antioxidantes, corantes e estabilizantes, glutamato monossódico e aspartame. E, a não ser que você consuma orgânicos, legumes, frutas e hortaliças também são venenosos. Aliás, conversando com feirantes de produtos orgânicos da fazenda Demétria, descobri que os alimentos mais perigosos são o tomate, as folhas e o morango, pois recebem muito agrotóxico para ficar bonitos, grandes e brilhantes. Mas eles também disseram que a quantidade de veneno varia conforme a época e a fruta produzida, ou seja, o campeão tóxico de hoje pode ser outro amanhã.

A água também está contaminada por cloro, flúor e outros componentes. Outra falácia que levou o governo a contaminar a água foi a suposta prevenção das cáries. Se não ingeríssemos tanto açúcar, possivelmente o flúor não seria necessário. Então é melhor filtrarmos muito bem tudo isso antes que os elementos químicos se acumulem em nossas células. Essas substâncias podem provocar de simples alergias e mal-estar até os mais complexos tipos de intolerância alimentar ou até desmielinização neuronal.

Se você duvida do que está lendo, sugiro que procure seu médico e pergunte a ele quais são as causas de doenças como enxaqueca, câncer, alergias diversas ou esclerose múltipla e Alzheimer e por que elas estão aumentando cada vez mais. Sem dúvida ele responderá da seguinte forma: "Não temos certeza, mas provavelmente fatores ambientais, além de uma predisposição genética, parecem compor o cenário necessário para o aparecimento dessas doenças". Ou seja, falará pouco e conseguirá explicar menos ainda.

Por mais que a medicina tenha avançado incrivelmente em relação a novas técnicas e procedimentos nos últimos anos – e consequentemente nos tratamentos –, as causas das doenças ainda permanecem incógnitas. No caso de acidentes e traumas, a alopatia e em especial a cirurgia têm o seu lugar e recebem todo o mérito. A naturopatia e a ayurveda têm pouco a fazer, e a ioga menos ainda. Mas, quando se fala em prevenção, dietas e saúde, a coisa muda de figura. Infelizmente não se ensina nada na escola médica sobre alimentação. Por isso, precisamos pensar preventivamente, resgatar a importância de, em primeiro lugar, evitar o adoecimento.

É por isso que precisamos nos dar ao trabalho de aprofundar o autoconhecimento para saber o que faz bem e quais alimentos não toleramos. Creio que o mundo se transformou num grande laboratório onde as empresas de alimentos, coligadas com os laboratórios farmacêuticos, usam os médicos para fazer experiências e testar suas drogas e seus produtos. E nós? Nós somos parte desse grande experimento... Estamos disponíveis para ingerir todo tipo de alimento e composto químico e depois ainda nos dispomos gratuitamente a ser cobaias dos mais diversos "tratamentos experimentais". A equação fica um pouco mais perversa quando nos damos conta de que ficamos apenas com o sofrimento, e os outros, com os lucros.

Graças à publicidade enganosa, comemos mal. Graças à nossa ignorância, tomamos remédios para curar o mal-estar provocado pela alimentação deficiente. Por último, acabamos em consultórios e hospitais para os tratamentos mais complexos, caros e, por vezes, perigosos. Tomamos mais e mais remédios, cada um para corrigir os efeitos colaterais do anterior. É um círculo vicioso.

No meu consultório, recebo muitos pacientes que estão tomando a droga da vez, os antidepressivos. Como se não bastasse, tomam também um ansiolítico e ainda um diurético. Haja fígado e rins para manter esse organismo funcionando com tanta ingestão de compostos químicos nocivos. Não é à toa que alguns deles relatam se sentir dopados.

Quando perdi minha mãe aos 16 anos, não entendi como alguém que nunca havia fumado e bebia raríssimas vezes tivesse desenvolvido câncer. Demorei 20 anos para entender que os assassinos podiam simplesmente estar na cozinha, sorrateiramente embalados e enlatados. Provavelmente ela, como muitos de nós, herdou órgãos mais frágeis, incapazes de metabolizar todas as toxinas que ingerimos. Ela foi se intoxicando com alimentos processados e industrializados. Depois adoeceu e foi se tratar com drogas quimioterápicas fortíssimas e radioterapia, que debilitaram ainda mais seu fígado e consequentemente seus sistemas de defesa. Os tratamentos acabaram de vez com sua capacidade de assimilação de nutrientes e com seu ânimo. Seu fígado não aguentou e anos depois as metástases tomaram conta de seu corpo debilitado.

Claro que existem casos de remissão de câncer pós-terapia radioativa ou quimioterápica, assim como existem casos de remissão sem qualquer interferência. Mas desses ninguém quer falar, por medo. Mas nem eu nem alguns médicos com quem conversei acreditam que os tratamentos sejam os grandes responsáveis pela sobrevida dos pacientes. E quem tem coragem de dizer não ao tratamento convencional?

Ilude-se quem pensa que os tratamentos tradicionais para câncer mudaram. Em minha última viagem à Índia, visitei o renomado Sri Sathya Sai Baba Hospital, em Bangalore. Lá, eles apenas refinaram os aparelhos e as técnicas capazes de aplicar radiação em locais minuciosamente determinados. Agora é possível localizar e irradiar de forma mais precisa a área afetada, danificando ao mínimo o resto do corpo. Mas a terapia é a mesma. Além disso, novas e potentes drogas quimioterápicas substituem as antigas. Porém, os efeitos colaterais não mudaram: queda de cabelo, falta de apetite, enjoo e prostração constantes. Esses efeitos são os mesmos de quem está sob forte intoxicação. Deveriam os remédios causar os mesmos sintomas que a doença?

Se mudarmos o tema para o coração e dermos uma olhada nas últimas pesquisas sobre a implantação de stents e cirurgias, veremos que eles tampouco são garantia de extensão do tempo e da qualidade de vida. Claro que funcionam emergencialmente, não há dúvida, mas depois ninguém garante que a pessoa viva mais ou melhor. Quem afirma isso é dr. Michael Ozner, que inclusive publicou *The great American heart hoax*, obra inteiramente dedicada ao assunto. Se você está descrente dessas informações, sugiro que também assista ao documentário *Forks over knifes*, realizado por um médico americano, sobre as recentes descobertas de dois médicos – um deles um cirurgião que abandonou a faca e se concentrou no garfo, ou seja, em nossa alimentação.

Naturopatia, ioga e ayurveda nos dão algumas pistas sobre o que está ocorrendo: somos formados pelos mesmos elementos que vemos na natureza. Ar, água, terra, fogo e espaço (éter). Se o ar, a água e a comida (elemento terra) estiverem contaminados, se nos isolarmos da natureza em escritórios artificialmente climatizados e não tivermos capacidade mental (espaço) e física de digerir (fogo) tudo que vemos e fazemos, o resultado será um só: a extinção, com requintes de sofrimento. Não é por acaso que cada vez mais pessoas têm problemas ligados à fertilidade.

A ioga emprega a terminologia da ayurveda e explica que a causa das doenças (*vikriti*) é um desequilíbrio entre os três *doshas* – *kapha* (água e terra), *pitta* (fogo e água) e *vata* (ar e espaço) –, o

Um mundo sem referências

que na prática significa um desbalanceamento dos cinco elementos básicos que nos compõem. Quando respeitamos nossa constituição física e mental (*prakriti*), conseguimos manter um estado de equilíbrio dinâmico, em harmonia com a natureza e com o ambiente. Quando isso não ocorre, adoecemos.

A ioga menciona três conceitos energéticos: *satwa* (harmonia, equilíbrio), *rajas* (atividade, movimento) e *tamas* (ignorância, escuridão, estática). Esses conceitos podem ser observados em todos os elementos materiais e também na comida. *Satwa* são alimentos naturais, não processados. *Rajas* são alimentos estimulantes, que proporcionam ação, movimento, como alho, pimenta e cebola. *Tamas* são alimentos estagnados, que podem estar apodrecendo ou cheirando mal (fermentados), tais como vinho, carnes e afins. Álcool não é indicado a quem pratica ioga, por dois motivos: entorpece e faz mal para a digestão.

Com os progressos médicos, atualmente é possível prolongar bastante a vida, seja com os antibióticos, seja com terapias intensivas, mas esses novos e caríssimos tratamentos falham quando nosso fígado ou nossos rins dão sinais de exaustão. Viver uma existência em frangalhos só pode interessar aos fabricantes de medicamentos. Além disso, hoje existe uma epidemia de infertilidade, o que gerou as clínicas milionárias de fertilização *in vitro*. Segundo a medicina ayurvédica, o corpo humano é composto por sete tecidos – plasma, sangue, músculos, gordura, ossos, tecido nervoso e sêmen – que numa cadeia hierárquica alimentam um ao outro. Assim, quando a contaminação começa no plasma (o primeiro tecido), chega até o sêmen (o último).

Mas, voltando ao Ocidente, vejamos um trabalho realizado pelo dr. Francis M. Pottenger Jr., médico que estudou diligentemente a alimentação em experiências com gatos. Ele analisou mais de 900 gatos, durante quatro gerações. Os felinos foram divididos em dois grupos. Um deles foi alimentado apenas com leite pasteurizado e carne cozida, enquanto o outro ingeriu carne e leite crus. Na primeira geração de gatos do grupo que se alimentava de leite pasteurizado e carne cozida, desenvolveram-se doenças degenerativas e câncer ao final da vida dos felinos, similarmente ao que ocorre hoje em humanos. No grupo que ingeriu carne e leite crus, ao contrário, houve menos agressividade com os tratadores, o pelo cresceu mais alto e sedoso e os gatos quase não tinham problemas de saúde.

Na segunda geração que se alimentava de carne cozida e leite pasteurizado, os gatos adoeceram mais cedo, na metade da vida, e, na terceira geração, no início dela. A quarta geração do grupo que comia carne cozida e leite pasteurizado era estéril. As quatro gerações que ingeriram leite cru e carne crua viveram normalmente sem maiores problemas de saúde ou reprodução. O dr. Pottenger chegou a duas conclusões: o leite pasteurizado e a carne cozida eram venenos para os bichos e o aquecimento provavelmente degradava as proteínas da carne e do leite.

Ora, não é difícil imaginar que as mesmas conclusões que foram tiradas nessa pesquisa apliquem-se também em nosso caso.

Expandindo o tema, algumas coisas que são privilégio humano e não fazem parte do mundo animal:

- **Alimentos embalados, aquecidos e condimentados** – A carne crua não faz mal aos bichos, que têm o sistema digestivo (mais curto) desenhado para absorvê-la, tanto que mesmo os carnívoros comem a carne fresca e crua, sem sal e sem aquecê-la. Quando salgamos ou adoçicamos o alimento, estamos superestimulando o consumo. O calor degrada as proteínas e, quando consumimos mais do que precisamos, o excesso deve ser armazenado para tempos de escassez, que nunca chegam no caso humano.

- **Obesidade** – Não existem animais selvagens obesos, mas cachorros e bichos de estimação, sim. Por um simples motivo: normalmente não existe comida sobrando na natureza

Um mundo sem referências

e os animais precisam caçar para se alimentar. E sem obesidade eliminam-se do cardápio os mais diversos tipos de doenças correlatas, como pressão alta, arteriosclerose, cardiopatias, diabetes etc.

- **Lixo** – O acúmulo constante de lixo não se dissolve jamais. Nos ambientes naturais, a natureza se encarrega de limpar e reciclar o meio. O homem, adorador do "deus plástico", fez deste seu maior aliado, mas depois de abrir as embalagens ninguém sabe o que fazer com elas... Triste realidade dos lixões, um privilégio humano que está assassinando os animais que se alimentam de nossos dejetos.

Se pensarmos nesses três elementos que parecem a princípio desconexos, logo veremos que um é consequência do outro. Produzimos e consumimos em excesso, nos tornamos pesados, cansados e eventualmente adoecemos. Por fim, depositamos tudo que usamos para embalar em algum canto da Terra. Estabelecido o caos, inventamos contêineres para estocar e esconder o lixo, jogamos o que dá no mar ou empilhamos bem longe da cidade, onde os olhos não alcancem. Criamos até uma cirurgia que deixa o estômago menor para tentar "resolver" o problema que, afinal, foi criado por nós mesmos.

O fato é que bem antes de adoecermos o corpo nos avisa, com os velhos e conhecidos sinais, de que as coisas não estão indo bem, mas quase ninguém dá a menor bola: gases, desconforto abdominal, dores de cabeça e difusas pelo corpo, mal-estar. Tudo isso são sintomas e não devem apenas ser medicados como causas. É claro que não dá para viver constantemente com dor, mas precisamos ir atrás da raiz dos problemas e não apenas tratar sintomas. Eles são indício de uma digestão pesada, difícil e extremamente exaustiva para o corpo. Provavelmente você comeu demais, misturou alimentos e bebidas que não devia ou comeu em horário errado e de mau humor.

Algumas regras simples

Algumas regras simples podem eliminar grande parte dos problemas. Ar puro, água limpa, comida de qualidade e um pouco de exercício todos os dias são os métodos mais imediatos de corrigirmos quaisquer problemas de saúde. Além disso:

- Coma frutas separadamente de outros itens.
- Se for tomar leite, ele deve ser apenas fervido e não pasteurizado. Se for impossível, melhor não tomar.
- Carboidratos e proteínas são digeridos em órgãos diferentes (boca e estômago, respectivamente) e portanto não combinam quando consumidos juntos.
- Gorduras atrasam a digestão em muitos minutos ou até em algumas horas. Evite-as.
- Açúcares se tornam ácidos após ser digeridos e intoxicam o sangue. Limite a sua ingestão diária ao máximo. O mesmo vale para café, bebidas alcoólicas e cereais.
- Se quiser comer alimentos que contêm farinha, prefira os realmente integrais e não os que apenas se autodenominam assim (olhe sempre os rótulos com atenção, "farinha enriquecida" é farinha branca).
- Inclua vegetais crus e cozidos em todas as refeições. Eles alcalinizam o sangue.
- Se precisar se desintoxicar, esqueça sal, açúcar, refrigerantes, doces, farinha branca e gorduras. Todos são os vilões da digestão e acabam com qualquer estômago.
- As carnes são evitadas na maioria das disciplinas orientais. Se você não vive sem, procure consumir as orgânicas – sem antibióticos, hormônios e tratamento com amônia.

"O objetivo da naturopatia é reconectar o indivíduo à natureza e remover as toxinas de seu corpo, revelando o poder natural de cura do organismo. É uma forma de fazer o corpo curar a si próprio, simplesmente evitando sobrecarregá-lo com mais problemas."

DR. RAVINDRA NISAL

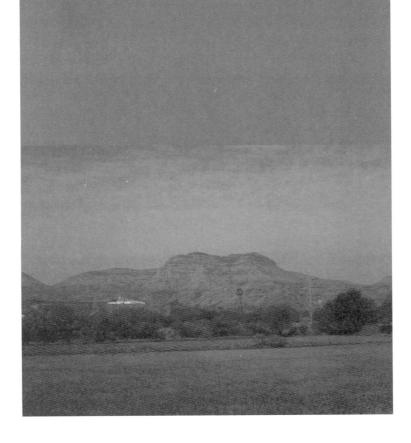

3 A soberania do natural

a naturopatia alemã, que começou há mais ou menos um século, surgiu para resgatar os conceitos que a ioga e a ayurveda não precisavam detalhar antigamente. Hoje, deve-se explicar o que é natural e saudável porque nada é o que parece. Sempre que mantivermos as vitaminas e os minerais do alimento, estaremos preservando sua força vital. Assim, congelar, conservar, aditivar e processar foge completamente a essa lógica.

Naturopatia, ayurveda e ioga também concordam em relação aos elementos que formam o nosso corpo. Não somos apenas o que comemos. Somos o que respiramos em primeiro lugar, o que bebemos, o que comemos e o que pensamos. Nesse âmbito, a psicologia moderna reforça a importância de organizar o pensamento de forma correta, positiva e produtiva. Senão, somos arrastados para o mundo da ignorância e nos comportamos como tal.

O primeiro dos elementos ao qual devemos prestar atenção é o ar. O ar está poluído em quase todas as cidades, mas especialmente nas grandes metrópoles. O segundo elemento, a água, foi contaminada por produtos químicos, dejetos humanos e resíduos despejados sem restrição por empresas, hospitais e pessoas.

Além disso, mesmo depois de tratada, é contaminada com flúor e cloro sob a pretensa explicação de que esses elementos químicos preveniriam problemas dentários e eliminariam bactérias. Sim, mas ninguém conta o que tais substâncias causam em longo prazo nos rins e no fígado.

Sabe-se há muito tempo que o flúor é um forte intoxicante do corpo cujos efeitos são difíceis de tratar. Os rins são os grandes responsáveis por sua filtração e, caso o flúor seja ingerido ao longo de muitos anos, eles podem chegar à falência. Além disso, quando a quantidade absorvida é excessiva e se acumula no organismo, surge a fluorose. Entre seus sintomas estão:

- rugas na pele e quadros de arteriosclerose;
- artrite das juntas por calcificação das membranas entre os ossos da coluna, dos cotovelos, joelhos, ombros etc.;
- fraturas e fraqueza nos ossos, causada por excesso de rigidez/perda de flexibilidade óssea;
- deformação do esmalte dos dentes;
- fluorose óssea, esquelética ou osteofluorose, que provoca a deformação da estrutura dos ossos, os quais se tornam incapazes de suportar o próprio peso do corpo.

Ora, e não é que estamos vivendo uma epidemia também de osteoporose, especialmente nas mulheres pós-menopausa? Será que isso é normal?

O cloro, outro elemento utilizado para "tratamento" e desinfecção da água, pode provocar efeitos muito graves, que vão de irritações até câncer de bexiga e reto. Isso é atestado em uma pesquisa feita entre 2007 e 2008 na Universidade do Porto, que relata:

A cloração tem sido o principal processo de desinfecção da água de consumo em muitos países por muitos anos, apesar da disponibi-

A soberania do natural

lidade de desinfectantes alternativos como o ozono, as cloraminas e o dióxido de cloro. O cloro adicionado, que existe na forma de ácido hipocloroso e hipoclorito na água, reage com matéria orgânica presente na água formando uma série de compostos orgânicos halogenados, os DBPs (Disinfection By-Products). Alguns exemplos são: tri-halometanos (THMs), haloacetonitrilos (HANs), halocetonas (HKs) e ácidos haloacéticos (HAAs). As pesquisas têm-se focado nos THMs, um grupo volátil de compostos que inclui o clorofórmio, o bromodiclorometano, o clorodibromometano e o bromofórmio, uma vez que estes aparecem em elevadas quantidades e são quantificados em rotina em fontes de abastecimento de água. Estudos epidemiológicos sugerem uma possível associação entre estes DBPs e a incidência de cancro, particularmente cancro da bexiga e cancro rectal, e mais recentemente problemas relacionados com a reprodução.

Mais um item para contar a favor da epidemia de infertilidade. Nem precisamos ir muito longe: basta observar a pele após uma tarde na piscina. Ela fica imediatamente ressecada e sem vida. Se o cloro faz isso apenas em contato com a pele, imagine o que provoca depois de anos a fio circulando dentro do nosso corpo.

O terceiro elemento, a terra, de onde vem nossa comida, está sendo destituído de seus nutrientes pela monocultura e envenenado pelos agrotóxicos. A terra é cada vez mais desmatada, contaminada por toda espécie de lixo tóxico, esvaziada de suas reservas minerais. Frutas, vegetais e cereais produzidos nesse tipo de terra são fonte de DDT e dos mais diversos compostos agrotóxicos e venenos, que vão se acumular e causar mutação genética (câncer) e degeneração de tecidos, ossos e nervos. Não dá para bombardear tudo com veneno e depois comer achando que isso não terá consequências em nossa saúde.

Vamos para o quarto elemento, o fogo, que podemos traduzir tanto como o sol quanto como o fogo interno, ou seja, nossa capacidade digestiva. Atualmente, é um perigo se expor ao sol, graças aos rombos na camada de ozônio causados pela poluição. E, óbvio, precisamo-nos encher de mais químicos (protetores) para não sofrer queimaduras e câncer de pele. Então, quem vai causar a doença, a exposição ou a proteção? Ninguém sabe... O sol é tido como o agente transformador em ioga, ayurveda e naturopatia. Ele tem efeitos curativos e benéficos, mas deve ser tomado pela manhã bem cedo ou ao final da tarde, em lugares que ainda tenham a camada de ozônio preservada. Sem ele, as pessoas se tornam anêmicas, as casas ficam úmidas e frias e o humor tende a ser depressivo. Nos países que recebem pouca luz solar durante o ano, a incidência de depressão é maior do que em outros onde o sol brilha forte.

Obviamente com a quantidade de produtos químicos no ar, na água e na comida e com as errôneas combinações de alimentos (além dos excessos), nossa capacidade digestiva também enfraquece e não conseguimos absorver o que deveríamos dos alimentos. É por isso que muita gente continua tendo osteoporose mesmo quando ingere suplementos de cálcio. O segredo está na capacidade de processamento, e não apenas na ingestão desse mineral.

Hoje, vemos uma epidemia de alergias e intolerâncias, doenças fruto da inserção de todo tipo de processos químicos e físicos nos alimentos. Existe um debate no campo médico se até mesmo o próprio diabetes não começa como intolerância à insulina. A pasteurização do leite, a irradiação de frutas e os pesticidas nos vegetais podem ser os grandes culpados. Além disso, o confinamento animal, os antibióticos, a ração, as vacinas e os tratamentos que o gado recebe acabaram com a pureza do leite, dos ovos e da carne.

A soberania do natural

Faltou falar do último elemento, o espaço ou éter. Em ioga entende-se que o estômago deve ter sempre ¼ de seu volume livre para que haja espaço para contrações e movimentos que quebram os alimentos em pequenos pedaços. Para a ayurveda, os nutrientes se movem normalmente de *koshta* (espaços abertos) para *shakha* (espaços densos/fechados), ou seja, partem das cavidades do corpo (como o estômago) para o resto dele (células, tecidos e órgãos). Fica fácil perceber que o que comemos passa literalmente a fazer parte de nossa constituição. Esse conceito surgiu há milhares de anos e está explicado no *Taittirya Upanishad*, uma das escrituras hindus. Lá está dito que "a comida é ingerida e se transforma em quem a comeu".

Assim, se não houver espaço para fazer a digestão física e mental, todos os processos nutritivos do corpo são prejudicados. O resultado é a queima insuficiente do que ingerimos e um desempenho medíocre das funções dos órgãos.

A naturopatia entende que toda manifestação aguda de uma doença, tais como resfriados, febres, dores de barriga e diarreia, nada mais é do que a indicação de uma intoxicação do corpo e uma tentativa natural deste de se livrar dos agentes invasores. Ou seja, pela perda da capacidade de digestão, pela eliminação incorreta e pela recorrente intoxicação com "alimentos mortos", sem nutrientes ou contaminados, a comida apodrece dentro do corpo, que fica cheio de fungos, bactérias e micróbios que se alimentam dos restos não digeridos. Ao contrário da medicina moderna, a naturopatia explica que bactérias e vírus não são as causas, mas sim as consequências dessa intoxicação. São os lixeiros do corpo e não sobrevivem em um ambiente saudável.

Fica fácil entender isso quando pensamos no lixo que acumulamos. A primeira preocupação é jogá-lo longe de casa. Senão, teremos visitantes indesejados, começando por moscas e formigas, pequenos insetos e até baratas e ratos. Ninguém pensa em dedetizar o lixo e continuar a mantê-lo dentro de casa. Ele deveria ser enterrado e se decompor naturalmente, voltando à sua origem, a terra... O mesmo acontece com o corpo. Se matarmos todas as bactérias e micróbios com antibióticos, por um tempo tudo parecerá estar bem. Mas eles voltarão a aparecer mais cedo ou mais tarde se não resolvermos as causas da intoxicação e da permanência de matéria morta (lixo) no estômago e nos intestinos. A mesma lógica que seguimos onde moramos deve ser seguida com nossa casa primordial, o corpo.

Para comprovar essa teoria, um médico bastante revolucionário para seu tempo fez seguidas experiências com bactérias e germes entre 1914 e 1918. Pouca gente conhece sua história, graças à falta de divulgação e ao fato de suas descobertas não interessarem à indústria farmacêutica.

O dr. John B. Frazer queria provar que a mera existência de micróbios não era a causa das doenças. Para isso, isolou grande quantidade de bacilos de difteria e contaminou diversos alimentos, como pães, carnes e leite, comendo tudo em seguida. Apesar de ter ingerido grande quantidade de bacilos, não foi infectado.

Não satisfeito, ele continuou seus experimentos com voluntários e com diferentes tipos de germe, como os da pneumonia e até da febre tifoide, e apesar dos protestos de amigos e parentes ninguém adoeceu.

Por último, resolveu ir mais além. Infestou seu nariz, sua língua e sua garganta com germes da meningite – e mais uma vez passou incólume. Depois de quatro anos de experiências, ele se deu por satisfeito com os resultados, comprovando que a doença não é apenas fruto da existência de germes ou micróbios, mas também de um sistema imunológico deficiente, da digestão insuficiente e de uma incapacidade de eliminar os resíduos diretamente ligados à ocorrência das doenças. Posteriormente, o dr. Petrin Coffer também tomou água com bacilos do cólera e teve apenas náusea.

Embora essas ideias não sejam novas, por algum motivo têm pouco ibope hoje. Provavelmente porque, com o advento da praticidade e da velocidade, nos tornamos preguiçosos e preferimos um comprimido miraculoso a seguir uma dieta rígida, que demanda esforço e dedicação.

A ayurveda também segue uma lógica do adoecimento:

- Pensamos de forma errada (*prajna aparadha*) – Perdemos as referências de como devemos nos comportar, desconhecemos causas e consequências.
- Erramos na interpretação de nossos sentidos (*indriyartha aparadha*) – Os desejos prevalecem sobre o intelecto.
- Temos hábitos incorretos (*parinam aparadha*) – Desrespeitamos as influências das estações do ano, os horários adequados para fazer as refeições e descansar e sofremos os efeitos nocivos do próprio ambiente.

O homem, narcisista e egoísta, teima em se considerar o suprassumo da criação, acima do próprio ambiente em que foi gerado. Como a *ayurveda* sabiamente diz, cometemos erros de interpretação (*prajna*) querendo isolar componentes que atuam em conjunto na natureza; viciamos os sentidos e superestimulamos o organismo (*indtriyartha*) e vamos além, desrespeitando o ritmo e as necessidades biológicas que deveriam estar em uníssono com o ambiente (*parinam*). Corrompendo a lógica natural, nos vemos obrigados a remediar tanto as pessoas quanto os elementos ambientais que foram corrompidos. Mas, normalmente, o próprio ciclo de criação e decomposição se encarrega de revigorar o ambiente e os cinco elementos – desde, é claro, que não ocorra interferência humana. Está na hora de repensarmos o impacto que causamos, não apenas reciclando, mas consumindo muito menos e reaproveitando muito mais.

Só precisamos filtrar, purificar e melhorar o que foi corrompido por nós mesmos. A natureza normalmente se encarrega de processar aquilo que não foi tocado pelo homem.

Mas o que fazer quando o desequilíbrio se manifesta no corpo? A ayurveda propõe três pilares para isso:

1 *Ahar* – dieta.
2 *Vihar* – exercício.
3 *Aushadhi* – purificação ou tratamento.

Para purificar o organismo, a ayurveda oferece o *panchakarma*, ou as cinco limpezas. A ioga recomenda seis limpezas (*shatkarmas*), o que comprova a aproximação entre essas duas ciências. Primeiro, o paciente se desintoxica e corrige a dieta, mudando também a forma de encarar a vida. Se não der certo, realiza tratamentos com ervas e medicações. A limpeza interna, externa e mental é obrigatória.

Quem recentemente reacendeu a chama dos tratamentos naturais foi a americana Ann Wigmore. Criada pela avó no campo, ela teve a oportunidade de observar como os animais se comportavam para comer e dormir e como se tratavam quando adoeciam. Ann percebeu que as terapias mais simples são as mais eficazes. Ela reparou que, quando feridos, os animais procuravam água, bebiam, lavavam o machucado e então lambiam as partes afetadas. Em alguns casos eles se esfregavam na terra, na lama ou na areia.

Na natureza, todas as coisas acontecem de forma despadronizada. Uma planta nunca é igual à outra. Cada animal tem características próprias. Se a terra não for envenenada com agro-

A soberania do natural

tóxicos, pesticidas e sementes modificadas artificialmente, as colheitas vão variar dependendo das condições atmosféricas e climáticas. Em vez de querer padronizar, melhorar e embelezar frutas, legumes e hortaliças, deveríamos respeitar as condições de cada região. Para isso, teríamos de dar um passo para trás e diminuir sensivelmente as distâncias entre produtores e consumidores, criando pequenos centros de distribuição local de alimentos orgânicos.

Por milhares de anos, o homem existiu sem precisar contaminar o solo, a água e o ar. Será que dar um passo atrás e olhar de fora o problema não seria uma das chaves para compreendermos a causa das doenças degenerativas e autoimunes que a medicina ocidental foi incapaz de explicar até agora?

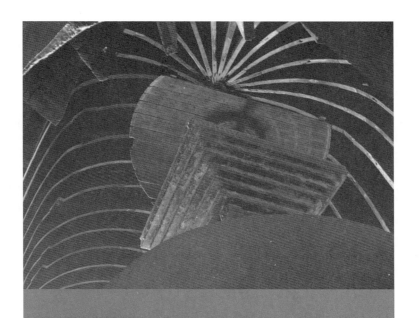

"A prática da ioga pressupõe nos tornarmos cada vez mais sensíveis e atentos aos efeitos nocivos das formas modernas de entretenimento e dos hábitos viciantes, que costumam debilitar a natureza física, emocional e mental dos indivíduos."

DR. ANANDA BHAVANANI

4 A perversão da lógica

a moda hoje é chamar de "eco" e de "bio" tudo que produzimos – até aquilo que não tem nada de natural, como um sabonete, um desinfetante ou um automóvel. Limpamos a nossa consciência, que virou ecológica, e continuamos a poluir normalmente. Criamos uma garrafa plástica que usa menos matéria-prima e a chamamos de ecológica. Isso é uma piada. O documentário *Midway* mostra a devastação que o plástico causa nos albatrozes de uma ilha que está há mais de 2 mil quilômetros do continente. O que criamos foi uma consciência superficialmente limpa num mundo em decomposição. Se queremos de fato ajudar o meio ambiente, devemos usar canecas de cerâmica e não copos de plástico. Precisamos recarregar nossas garrafas e não jogá-las fora a cada litro consumido. Devemos exigir sacolas de papel nos supermercados, como era feito há poucas décadas.

Lemos bastante, falamos ainda mais e aparentemente ficamos muito preocupados com a situação mundial, mas fazemos pouco ou quase nada... Está na hora de parar de esconder o lixo longe de casa e começar a fazer alguma coisa. Isso passa pela mudança dos próprios hábitos de consumo. É impossível mudar o mundo sem antes mudar a si próprio.

É por isso que sempre olho a composição de tudo que compro e evito ao máximo os produtos industrializados. Ainda bem que no Brasil as empresas são obrigadas a detalhar a composição do que vendem. Em alguns países isso não é regra. Certa vez, na Itália, saí em busca de um desodorante simples, *spray*, sem aerossol. Mas além de não encontrar nenhum *spray* descobri que tanto os do tipo *roll-on* quanto os aerossóis tinham um ingrediente bem maligno: cloridrato de alumínio. Vejamos o que diz o prof. dr. Fernando Remião, do Laboratório de Toxicologia da Universidade do Porto, sobre os efeitos cumulativos do alumínio no corpo humano: no pulmão, asma, dispneia, fibrose pulmonar, pneumoconíase e granulomas; problemas cardiovasculares, endócrinos e neurológicos; entre estes últimos, descoordenação, dificuldade de concentração, cefaleias e enxaquecas, alteração da capacidade motora. Por fim, o acúmulo desse metal também pode estar relacionado ao aparecimento da Doença de Alzheimer. Será que é preciso dizer mais alguma coisa?

Nos casos de intoxicação humana por alumínio, os órgãos-alvo parecem ser principalmente os ossos, os pulmões e o sistema nervoso central. E não são poucas as mulheres que aplicam desodorante até para dormir, o que talvez explique por que a enxaqueca acomete mais as mulheres do que os homens...

Além disso, os sulfatos de sódio, presentes em quase todos os sabonetes e produtos para *peeling*, são corrosivos e podem causar dermatites alérgicas e de contato. Haja capacidade de regeneração do corpo para combater tanta química.

Para completar a história, infelizmente a pele não consegue processar os produtos que aplicamos nela, que alcançam diretamente a circulação sistêmica do corpo e se depositam nos tecidos e nos órgãos vitais, podendo causar grandes danos, além dos mais diversos tipos de alergias e doenças. Isso pode ocorrer logo após a aplicação ou, em alguns casos, depois de anos de exposição pro-

A perversão da lógica

longada. Muitas mulheres sofrem de alergia desde pequenas e ainda assim utilizam cosméticos. Isso se agrava quando elas passam dos 30 ou dos 40 anos e o acúmulo de toxinas se manifesta na forma de doenças crônicas. É por isso também que a remissão de doenças de pele, como o eczema, é muito difícil.

Além disso, pela complexidade de seu sistema reprodutor, as mulheres são mais suscetíveis a doenças relacionadas a ele, em especial infecções urinárias e até renais. Os homens, históricos provedores da família, sofrem eminentemente de doenças do sistema circulatório e digestivo: arritmias, hipertensão, gastrite, colesterol alto, arteriosclerose, úlceras etc. Mas atualmente nenhum tipo de doença é privilégio de um ou de outro sexo.

Aliás, essa tendência se inverteu e as mulheres estão alcançando os homens nos problemas cardiovasculares. Isso reflete também a nossa padronização no que tange a estilos de vida e cultura. Mesmo na Índia, nas grandes cidades, as mulheres trabalham tanto quanto os homens e não usam mais as roupas naturais e tradicionais, não preparam a comida fresca a cada refeição nem usam receitas caseiras para cuidar da pele e dos cabelos. Por mais absurdo que pareça, encontrei algumas pessoas que sabiam muito pouco sobre a própria cultura.

Antigamente, na Índia, os sabonetes eram feitos de uma espécie de lama que, desde que limpa, purifica a pele, oxigena, regenera e rejuvenesce os tecidos. As pastas de dente eram gravetos de uma planta chamada *neem*. Mas hoje, quando as famílias atingem um nível de renda mais alto, logo se lançam ao consumismo fervoroso. Seu estilo de vida assemelha-se cada vez mais ao ocidental. Graças à comida excessivamente picante, oleosa e doce, os indianos ocupam o posto de campeões mundiais de diabetes e hipertensão.

A ayurveda também está plenamente de acordo com as críticas à vida moderna. O congelamento, por exemplo, é fortemente desestimulado, uma vez que aumenta a propriedade de *kapha* e *tamas* da comida. Ela fica pesada e esfria o organismo, favorecendo a estase digestiva. O organismo produz mais muco, o que provoca indigestão e perda de energia (prana). Ainda que a comida congelada tenha os mesmos carboidratos, proteínas e gorduras que a fresca, é considerada comida "morta", desprovida de energia, e se consumida diariamente pode levar ao adoecimento.

Em naturopatia o assunto também ganha espaço. Tudo que é aquecido, processado, enlatado e tratado quimicamente deve ser evitado. Café, chá e estimulantes não entram na cozinha. Max Gerson só permitia chás naturais de camomila ou menta no tratamento para câncer. Os outros eram vetados. E a alimentação deveria ser composta por frutas e verduras, dependendo da disposição e da capacidade digestiva dos pacientes.

Então, se essas três disciplinas – algumas delas presentes há mais de 5 mil anos – nos deram manuais práticos de como viver bem neste mundo, por que teimamos em inventar novas e perigosas tecnologias, cujos efeitos pouco conhecemos, e achar que isso não terá consequências em nossa saúde?

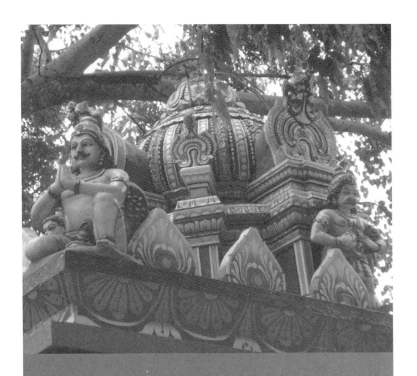

"Assim como um imperador coloca guardas em diferentes partes do território para governá-lo, o prana universal delega funções aos pranas auxiliares dentro do corpo... Aquele que conhece a origem do prana, sua porta de entrada, sua forma de ação e as cinco formas de distribuição no corpo, seus aspectos interno e externo, alcança a imortalidade."

PRASHNOPANISHAD

5 Prana, como funciona o nosso corpo

Para viver bem, é preciso entender como funciona o corpo e corrigir o que está errado. É disso que trata a ioga, quando aplicada terapeuticamente. Prana é a força universal, a energia presente em todo o universo e também o alento divino. É uma energia manifesta em todos os objetos e seres, animados ou não. Sua característica principal é estar em constante movimento e transformação. Segundo as escrituras indianas, os *Upanishads*, a base para sua transferência é o meio líquido. Sendo a força que sustenta a vida, transfere para a nossa existência essas mesmas características de movimento e evolução. Talvez nunca tenhamos pensado, mas tudo que comemos, bebemos e respiramos é constantemente transformado em energia. Se a fonte for ruim, a energia será fraca. Transformamos a comida mais densa em elementos mais sutis, capazes de ser absorvidos pelo nosso corpo. Assim sustentamos a vida e mantemos o prana em constante atividade.

Essa energia fundamental se divide em cinco, de acordo com as funções executadas nos órgãos e nos tecidos. No *Prashnopanishad* é dito que o "prana [primordial] distribui suas funções aos pranas subsidiários, assim como um imperador coloca seus oficiais em várias partes do território". Temos então cinco grandes divisões energéticas, os *mahapranas*, e mais cinco subdivisões, os *upapranas*.

A ioga focaliza o excesso ou a falta de energia em determinados centros e regiões do corpo, mas os canais energéticos (*nadis*) são sutis e não são visíveis ou palpáveis como tendões e nervos. Algumas escrituras dizem que temos algo como 72 mil canais, outras falam em mais de 300 mil. De qualquer forma, é impossível balancear diretamente esses canais sutis, mas se pode trabalhar com a respiração, com a alimentação, posturas, limpezas e massagens para fazê-los funcionar de modo adequado. Em ayurveda, manipulam-se os encontros de tendões, músculos, nervos e veias, no que é chamado de marmaterapia. Marmas são os pontos de união de todos esses elementos.

De forma didática, podemos dizer que a energia primordial se divide em cinco grandes forças no corpo humano:

Prana – Leva o mesmo nome do prana universal, mas aqui é uma subdivisão. É a energia responsável por nosso pensamento e nossas ações. De acordo com o *Hatha Pradipika*, sua origem está no coração. Basicamente, essa energia circula pela região torácica, do nariz até o peito, e ajuda na contração do diafragma e na absorção de oxigênio. Também é conhecido, por isso, como o movimento de inspiração.

Apana – É a energia que circula de forma oposta ao prana. Responsável pela excreção, tem como ponto focal o ânus e é encarregado de regular a excreção de urina, fezes, suor e também a ejaculação. Realiza a expiração, a expulsão de toxinas e, junto com o prana, regula todas as atividades do corpo. Durante o dia, a energia de prana predomina; à noite, a de apana.

Samana – Entre as duas energias mencionadas anteriormente encontra-se a *samana*, que as equaliza. Originada na região do umbigo, essa energia circula da área da coração até a altura do umbigo. É responsável por levar energia ao fígado, pâncreas, estômago e intestinos. Quanto à respiração, *samana* é o que une a inspiração (prana) e a expiração (apana), ou seja, o momento de pausa que faz a transição suave entre elas. Por isso, também é conhecida como a chave para a liberação da alma (*samadhi*). Assim, em ioga, a definição clássica de *pranayama* é exatamente esse momento de pausa entre a inspiração e a expiração, ou seja, a retenção respiratória (*kumbhaka*).

O *Brihadaranyaka Upanishad* diz que a morte não chega para aqueles que aumentam a capacidade de retenção (*kumbhaka*) e consequentemente os níveis energéticos do corpo. É nesse momento que ocorrem a união de prana e *apana* com *samana* e, portanto, a reversão de seus fluxos naturais. Então a energia de prana é forçada para dentro da coluna vertebral, provocando uma forte expansão energética que se espalha por toda a coluna. Isso é o que atualmente buscam aqueles que praticam *kundalini* ioga, a energia da serpente. E é então que o praticante atinge *samadhi*, o êxtase, elevando sua consciência e iluminando sua alma.

Uddana – O *Maitre Upanishad* afirma que a função dessa energia é buscar e carregar para baixo o que é comido e bebido. De acordo com o *Hatha Pradipika*, originada na garganta, essa energia move-se entre a face e a garganta, promovendo a deglutição, as expressões faciais e a fala. Também é responsável por manter a força da musculatura. Em circunstâncias normais, carrega a energia para ser distribuída por *vyana*, o quinto prana.

Vyana – Essa energia move-se por todas as partes do corpo, segundo o *Hatha Pradipika*. Sua função é regular e distribuir energia, fazendo que os nutrientes ingeridos circulem e sejam transformados nos processos metabólicos. É a energia que mantém o corpo coeso e unido. As anteriores produzem *vyana*, mas ao mesmo tempo dependem dela para manter o equilíbrio físico do corpo.

Esses cinco pranas estão ligados de forma muito curiosa. Diz-se que no momento da morte, quando o prana involui, as funções vitais da mente e dos sentidos, que são aspectos representativos dessa energia primordial, também involuem dentro do prana. Isso significa que todos os pranas são interdependentes, mas ao mesmo tempo integrados por *vyana*. De maneira simplificada, podemos entender essas cinco subdivisões energéticas como:

- ingestão (prana);
- deglutição (*uddana*);
- digestão e assimilação (*samana*);
- distribuição (*vyana*);
- eliminação (*apana*).

Quando ocorre uma falha em um desses processos, todo o organismo entra em desequilíbrio. Então, na prática, precisamos entender onde se encontra o foco do problema para corrigi-lo a tempo de evitar sua propagação sistêmica. Em geral, os problemas de saúde aparecem primeiro na digestão e na eliminação, em seguida na distribuição e na assimilação.

Se temos indigestão, o problema está em *samana*. Se temos constipação, em *apana*. Se ingerimos alimentos de má qualidade poluímos prana – e assim por diante. O movimento estimula *vyana* e consequentemente aumenta o poder dos outros pranas. Isso faz que a distribuição ou a energia de *vyana* circule de forma correta e todo o corpo receba os nutrientes de que precisa.

A ação desses cinco pranas dá lugar às cinco energias subsidiárias:

- *naga* – eructação, soluços;
- *kurma* – piscar de olhos, lubrificação;
- *krikal* – espirros, tosse, sede e fome;
- *devdatta* – bocejar;

- *Dhananjaya* – energia que circula pelo corpo mesmo horas depois da morte, causando movimento líquido e inchaço.

Falando de expulsão, quero agora enfocar as mulheres, que têm várias restrições sobre o que é educado e o que é "feio" e não se deve fazer. Se comemos, é natural que o movimento de encher o estômago faça que o ar presente seja necessariamente expelido. Daí, como o piloro (passagem ao duodeno) se mantém fechado, é preciso colocar o ar para fora pela boca (arroto) ou acabamos dilatando o estômago.

Da mesma forma, quando a pessoa segura um espirro ou tenta controlá-lo, parece que vai explodir pelas orelhas. Se o corpo quer expulsar algo que está incomodando, por que teimamos em fechar as portas? Lembrando que essas recomendações têm mais de 5 mil anos e obviamente não foram escritas exclusivamente para os homens. São comuns à espécie humana, sem distinção de gênero. O mesmo vale para os intestinos. Quando se contém dentro do corpo aquilo que deve ser posto para fora, o mínimo que se pode esperar é um desconforto e dilatação de estômago ou dos intestinos, dependendo do que se está retendo, arroto ou pum.

Os fabricantes de remédios são espertos e anunciam que o desconforto vem de ter gases. Mas não é bem assim. A causa não são os gases em si, mas a sua retenção dentro do corpo e a distensão necessária para sua acomodação nos intestinos. Puns podem ser desconfortáveis para os que estão por perto, mas com certeza dão um alívio danado aos intestinos de quem os libera.

Muito interessante pensarmos que o que ocorre com o corpo não é diferente do que ocorre no nível das células. Esse conceito é o mesmo que a medicina moderna está redescobrindo e considerando nos dias de hoje. Ou seja, o que ocorre ao nível celular é refletido no corpo de forma global. Quando entendemos algumas verdades básicas sobre como funcionamos, começamos a enxergar a realidade de modo diferente e desenvolvemos uma capacidade de adaptação e relacionamento com o mundo diferenciada. Esse é o verdadeiro caminho da ioga.

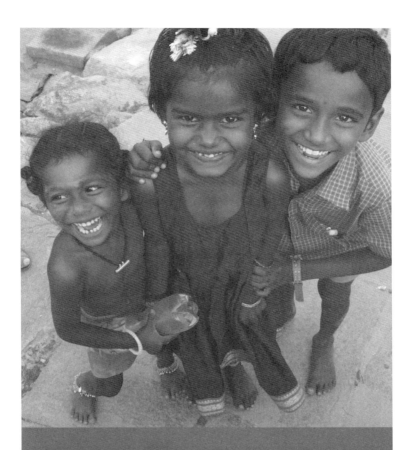

"Todos os problemas da existência originam-se essencialmente da falta de harmonia. Eles surgem da percepção de conflitos não resolvidos e da sensação de falta de unidade. Tudo na natureza é equilibrado, a vida e a matéria em seu próprio espaço, assim como a mente em relação à organização de suas ideias."

SRI AUROBINDO

6 Soluções simples para problemas complexos

Como vimos, de acordo com a ioga, a saúde está baseada na ideia de que devemos manter a energia circulando e evitar bloqueios. Segundo esses princípios, toda manifestação de dor ou desconforto é na verdade sinal de um ou mais bloqueios da circulação energética. Assim como um motor deve se manter lubrificado para funcionar bem, o equilíbrio de nossos sistemas começa pela correta digestão e assimilação daquilo que respiramos, bebemos e comemos.

Em geral, os primeiros alertas de que algo não vai bem começam quando sentimos um leve mal-estar ou peso no estômago. Muitas vezes, pelo imediatismo de nos livrarmos do problema, tomamos um antiácido. Este mascara o mal-estar, e consequentemente, os efeitos da indigestão. Aí pensamos que estamos bem e comemos novamente... E logo sentimos indigestão, que dessa vez pode vir acompanhada de dor de cabeça, tontura, cansaço ou febre.

Hum... algo não vai bem. Outra pastilha, só que agora ela já não faz efeito. Então concluímos que o problema é do remédio e tomamos um mais "moderno". Alívio imediato, só que dos sintomas e não das causas. Muitos vivem assim por meses ou anos. Até que infelizmente algo mais sério se apresenta – gastrite ou úlcera, por exemplo. A dor não existe por acaso nem é um fim em si própria. É um sinal de alarme. Indica que algo não vai bem ou que determinada região necessita ser protegida e preservada.

No meu caso, sempre que tive dores de cabeça, o problema estava relacionado ao estômago ou ao fígado, mas demorei muito para encontrar essa relação. É por isso que quando temos dores e vamos ao médico a maioria deles aconselha a acompanhar a evolução dos sintomas e ver o que acontece. Só então são capazes de separar um tipo de doença de outro e fazer um diagnóstico mais preciso. A razão disso é que os primeiros sintomas são todos muito parecidos.

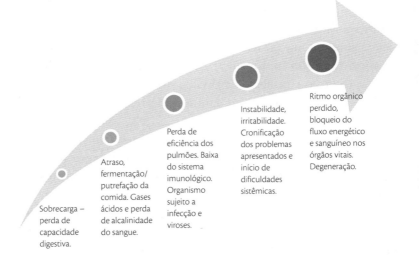

Dor de cabeça, mal-estar, aperto no estômago, garganta coçando, cansaço, febre, tontura, nariz entupido e dores pelo corpo. Isso pode ser qualquer coisa, e quase todas as doenças graves começaram assim, tendo tais sintomas se repetido por vários meses ou anos. Só que provavelmente não demos a devida atenção ao alerta e acabamos suprimindo a indisposição e as dores com analgésicos. E foi aí que nos demos mal.

De acordo com a filosofia da ioga, da ayurveda e da naturopatia, podemos entender a manifestação das doenças como uma consequência da indigestão e de seus impactos nos órgãos. Se tomamos analgésicos e as suprimimos com remédios é pior, pois o corpo não consegue eliminar o que deveria e os problemas voltam com força redobrada. Dores de cabeça, inflamações diversas e infecções ou viroses.

Ainda nos primeiros estágios da intoxicação, ocorrem a geração e a consequente circulação de grande quantidade de muco e sintomas localizados, na tentativa de isolar os agressores e manter o sangue limpo. São normalmente episódios isolados, em geral tratados apenas com a supressão da dor e de sintomas como coriza e inflamações.

O segundo estágio ocorre exatamente depois de termos acumulado toxinas no organismo e continuado a sofrer da mãe de todas as doenças, a indigestão. Ao perpetuarmos o uso de antiácidos e analgésicos, o corpo continua doente e intoxicado, mas não nos damos conta disso. Instala-se então um mal-estar generalizado, grande sensação de fraqueza ou vontade de não sair de casa e, em alguns casos, febre. Nesse estágio recorremos então ao remédio para a dor e para baixar a febre. Se ele contiver antiácido e cafeína, melhor ainda.

Chegamos assim ao terceiro estágio. Dores frequentes de estômago, que foram mascaradas por longo tempo, podem se transformar de mera inflamação temporária em gastrite ou até úlcera. O resfriado leve vira uma gripe ou até pneumonia. Para que isso tenha ocorrido, além da indigestão, a constipação deve já ter se instalado. Juntas, elas enfraquecem todos os sistemas do corpo, causando os mais variados sintomas. De discretas dores de cabeça passamos a ter enxaquecas recorrentes e até a vomitar. Mais uma vez, a origem da enxaqueca não é diferente da que provoca a dor de cabeça, apenas ocorreu a sua cronificação, com claro aumento de sua intensidade.

No quarto estágio, já adoecemos de fato e estamos a um passo das moléstias crônicas. Se continuarmos a fazer uso de comprimidos para controlar a dor e o desconforto, suprimiremos cada vez mais os sintomas, mascarando a intoxicação, até chegarmos a envenenar o sangue, que se torna ácido. Como este não pode circular poluído, tenta se livrar das toxinas despejando-as no fígado, nos rins e nas articulações. Artrite não é mera coincidência ou apenas herança genética.

O sistema imunológico, enfraquecido pelas toxinas, não é capaz de brigar com os milhares de micro-organismos que nos infestam e cede aos diversos tipos de doença, dependendo da suscetibilidade de cada um. O quinto estágio é aquele no qual estamos dependentes de remédios e sobrevivemos a duras penas, vivendo constantemente cansados, com dores, falta de energia e muitas vezes depressão. Alguns autores até ligam doenças mentais como a depressão à alimentação incorreta. Um deles é J. H. Kellogg, que ainda em 1917 advertia que a constipação, aliada à ingestão de comidas tóxicas, é a causa primária de praticamente todas as enfermidades do corpo humano.

Esse autor relata uma extensa lista de problemas secundários à constipação que muitas vezes são tratados como causa e não como consequência. São eles:

- dores nos glúteos, na parte de trás das coxas e no sacro;
- mal-estar e dores de cabeça;
- enxaqueca;
- dor nos ovários e testículos, bem como dismenorreia (cólicas menstruais) em mulheres;
- coceira, dor ou sensação de pressão no ânus;
- hemorroidas;

- varicocele (dilatação das veias do cordão espermático);
- doenças de pele;
- neurastenia (fadiga física e intelectual extrema);
- paralisia;
- vertigem;
- sensação de exaustão;
- depressão.

Alguns desses sintomas são considerados doenças em si pela medicina moderna e tratados como tais. E várias dessas doenças são de difícil solução.

Por que a causa de todas elas é a constipação? Porque, quando as fezes permanecem por longo tempo no cólon, seu conteúdo tóxico que deveria ser eliminado é reabsorvido pelo intestino grosso e mandado para o fígado pelo sistema portal. Ocorre assim a chamada autointoxicação, ou seja, a saturação do sangue com as substâncias tóxicas que foram reabsorvidas pelo colón.

Charles Bouchard foi o primeiro médico a utilizar o termo "autointoxicação" deixando claro que a bile presente no cólon é seis vezes mais tóxica que a urina. É por isso que os intestinos e a bexiga devem ser esvaziados constantemente.

Partilhando dessas mesmas ideias, G. H. Tilden introduziu o conceito de toxemia, que pode ser assim explicado:

A toxemia acontece quando o sangue contaminado (reabsorvido dos intestinos) é levado pelo sistema portal para depuração no fígado, que procura filtrá-lo novamente. Mas muitas vezes, devido à sobrecarga e ao desgaste dos órgãos, esse acúmulo de toxinas causa sintomas como dores de cabeça, náusea e até vômitos, dependendo do grau de acúmulo. Quando medicamos esses sintomas, mascaramos o estado tóxico do corpo e a sujeira tende a continuar a se depositar por meses e anos a fio. Não é surpreendente que daí surjam os mais diversos tipos de sintoma e outras moléstias mais graves.

```
ESTRESSE
Ambiental ou hábitos
        ▼
TENSÃO
Física, emocional, mental ou ambiental
        ▼
ENERVAÇÃO / DESGASTE
        ▼
ELIMINAÇÃO DEFICIENTE
Pulmões, intestinos, rins ou pele
        ▼
RETENÇÃO DE RESÍDUOS
        ▼
TOXEMIA
        ▼
DOENÇAS
Crises agudas    Crônicas    Degenerativas
```

Para Kellogg, o precursor da hidroterapia, todo tipo de doença crônica está direta ou indiretamente relacionado à absorção indevida de venenos e bactérias presentes nos intestinos. Muitas pessoas, por irem diariamente ao banheiro, não se consideram constipadas. No entanto, a constipação pode ser *simples*, *cumulativa* ou *latente*.

No primeiro caso, o processo começa a se manifestar e a excreção de fezes diminui. Quando os intestinos não se movem por pelo menos 24 horas, o indivíduo é considerado constipado.

No segundo caso, os intestinos ficam dois ou mais dias sem funcionar. Os sintomas da constipação cumulativa são os seguintes:

- matéria fecal seca e dura;
- perda de reflexo retal de evacuação;
- perda de vontade de ir ao banheiro;
- dilatação do cólon descendente.

No entanto, a constipação latente é a mais perigosa, uma vez que os intestinos se movem normalmente e parecem não apresentar qualquer problema. Porém, uma análise mais detalhada do tempo necessário para a digestão e a eliminação confirmará uma demora excessiva e um bloqueio em alguns pontos do sistema digestivo. O tempo completo para digestão e excreção pode ultrapassar 48 horas, com consequente putrefação e contaminação dos intestinos.

Quando existe constipação, as fezes são escuras, retorcidas, lembram grossos feixes de macarrão e cheiram muito mal – resultado de longa retenção e putrefação. Aliás, a ayurveda considera fezes escuras sinal de doença. A constipação latente pode estar ligada à colite.

A incompetência da válvula ileocecal também pode causar constipação. Nesse caso, ocorre grande acúmulo de gases, dos quais se torna impossível ter alívio completo, pois em vez de ser expelidos eles retornam para o intestino delgado, causando distensão, dor e desconforto.

Assim, o importante não é quantas vezes por dia se vai ao banheiro, mas a potência e a velocidade da digestão. E para medir isso existem algumas formas. Para a alopatia, uma delas é a chamada "refeição de bário". Além de encher o corpo de radiação, você terá fotografias lindas do seu intestino grosso iluminado e poderá descobrir onde ele torce, diminui de diâmetro ou eventualmente está obstruído.

Mas, se você não suspeita de câncer ou de pólipos nem precisa das fotos ou da radiação, basta seguir uma receita caseira:

sementes de mamão. No café da manhã, coma o mamão com as sementes, sem mastigá-las. Isso pode parecer esquisito, mas imagine que se trata de um punhado de bolinhas de chocolate e engula uma porção delas de uma vez. Comece a contar o tempo e sempre que for ao banheiro verifique se com as fezes saem as sementinhas pretas. Muitas delas não são metabolizadas pelo sistema digestivo e sairão inteirinhas como entraram, sem causar qualquer dano ou desconforto. Quando saírem, verifique quanto tempo se passou entre a ingestão e a excreção. Funciona perfeitamente e não custa nada além do mamão e de um mínimo esforço para engolir um bocado de caroços.

Os resultados: se elas levarem até dez horas para ser eliminadas, sua digestão anda de vento em popa. Entre dez e 14 horas, você está dentro dos limites, mas com uma digestão mais lenta. A partir daí, é bom começar a se preocupar, porque se a comida leva 16, 18 ou até 24 horas para ser expelida é quase certo que ela está apodrecendo dentro de você e, com isso, gerando uma série de problemas.

Obviamente, o tempo de digestão varia de acordo com o tipo de dieta. Para quem ingere carne ou excesso de proteínas, uma notícia triste. No intestino grosso, o resíduo não digerido das proteínas (em especial da carne) produz substâncias tóxicas chamadas de putrescinas, cadaverinas etc. Os nomes falam por si.

Se você está passando por isso, não se desespere, uma vez que é possível alcançar ótimos resultados quando corrigimos o curso de nossa alimentação e permitimos que a natureza regenere nosso organismo. Com uma boa dieta é possível reverter a maioria dos problemas digestivos. Muitos casos de artrite também reagem bem à mudança da alimentação. O consumo excessivo de carne, sal, massas, farinha branca, gorduras e açúcares por anos a fio pode causar a doença. Esse tipo de comida deixa o sangue ácido e o sal completa o trabalho de calcificação das cartilagens.

Para termos ideia de quanto intoxicamos nosso corpo – em especial fígado e rins –, basta dar uma olhada nos relatórios da Agência Nacional de Vigilância Sanitária (Anvisa) para saber que em 2009 o Brasil foi, pelo segundo ano consecutivo, o campeão mundial no consumo de agrotóxicos. Mais de um milhão de toneladas (o equivalente a mais de um bilhão de litros) de veneno foram jogadas em nossa comida. Seu efeito é cumulativo e pode se manifestar depois de anos, décadas ou até em futuras gerações. Lembre-se dos casos de câncer infantil – obra da indústria química que primeiro polui e depois nos oferece os ditos remédios supressores para os problemas causados por elas mesmas. Tudo para mantermos o agronegócio com bilhões de toneladas de monocultura sendo cultivadas, acabando com a fertilidade do solo e com a vegetação original de milhares de quilômetros quadrados.

Max Gerson, médico que foi repudiado por seus colegas, documentou há quase um século ter tratado de mais de 50 casos de câncer apenas com dieta, extrato de fígado, potássio em gotas, lugol (solução de iodo e potássio), tabletes de niacina e hormônio da tireoide, além de enemas. Segundo ele, em todos os casos – sem exceção –, o fígado era a chave para a recuperação dos doentes. O prognóstico de reversão ou ao menos de estagnação da doença dependia de quanto o fígado do paciente já tinha se degenerado.

O problema é que fígado não dói – nem quando está cirrótico, endurecido e deficiente. Por isso, recomenda-se fazer exames periódicos para verificar a qualidade do sangue e o estado dos órgãos. A prevenção é o caminho. Quem tem problemas de fígado não digere a comida, sente dor de estômago, cansaço e dor nas costas, mas muitas vezes não consegue identificar a origem do problema. O órgão sofre em silêncio. Infelizmente os tratamentos atuais para câncer, artrite e outras doenças degenerativas desconsideram esse fato e muitas vezes contribuem ainda mais para a degeneração desse precioso órgão. Quimioterapias, radioterapias, esteroides e anti-inflamatórios despejam uma série de venenos difíceis de tirar de circulação. Some tudo isso aos milhares de agrotóxicos que ingerimos diariamente. O fígado tem assim dois trabalhos quase impossíveis: metabolizar os alimentos tóxicos consumidos todos os dias e eliminar os venenos adicionais presentes nos remédios. Essa é uma batalha longa, na qual o órgão gradativamente entra em falência e o corpo padece.

Outro médico, o dr. Ralph Moss, que trabalhou por 20 anos no Memorial Sloan-Kettering Cancer Center, publicou um livro chamado *The cancer industry*. Na obra, ele documenta a ineficácia e as falhas da quimioterapia em tratar 96% a 98% de mais de 50 diferentes tipos de câncer. Mais que isso, o autor afirma que, em alguns casos, os médicos secretamente sugeriram aos pacientes que não começassem a quimioterapia e optassem por tratamentos alternativos.

Alguns médicos até admitem que os pacientes podem morrer dos efeitos cumulativos tóxicos da quimioterapia e não apenas do câncer. Mais: recentemente li estudos que não comprovam que o paciente que se submete a esses tratamentos tem a vida prolongada.

Se lermos a bula de um remédio, veremos que muitas vezes as contraindicações e os possíveis efeitos colaterais superam em muito os benefícios. Mas ninguém tem tempo para ler a bula e quem tenta depara com aquelas letrinhas microscópicas. É óbvio que nenhum governo ou indústria farmacêutica quer que os cidadãos conheçam os riscos daquilo que estão tomando. Cobaias devem ser tratadas como cobaias, e para os laboratórios doença boa é doença crônica.

É por isso que toca o coração ver filmes de *kung-fu* nos quais os velhos mestres morrem naturalmente em casa ou no templo, deitados no chão de madeira, depois de longos 90 ou 100 anos. Nada de hospital, tubos ou aparelhos. Uma morte natural depois de uma bela vida natural. Quantos de nós poderão gozar dessa sorte? Poucos... Recentemente, um dos homens mais ricos e influentes do mundo morreu jovem, aos 56 anos, de câncer no pâncreas. Nem o dinheiro e a tecnologia juntos puderam lhe dar sobrevida.

Mas, embora a verdade esteja patente, tudo que veneramos no mundo atual se resume a dinheiro, tecnologia e poder. Quando conseguimos a tríade, a utilizamos para ter acesso ao sexo e a outras fontes de prazer. Consumimos mais e cada vez mais rápido. Por isso a filosofia da ioga diz que devemos controlar nossos sentidos e instintos, que são quatro: *ahar* (fome), *nidra* (sono), *bahya* (medo) e *maituna* (sexo/reprodução). A maioria de nós fica presa a esses comportamentos durante toda a vida, especialmente aos dois últimos.

As pessoas também tendem a acumular posses e dinheiro para controlar o medo das incertezas. O problema é que em vez de garantir mais segurança o acúmulo traz o inverso: medo de perder aquilo que se acumulou ou de não ter mais o que se tinha. E assim se fecha o círculo vicioso. Com o sexo é a mesma coisa. Em vez de aprendermos a controlar o desejo, somos estimulados a buscar cada vez mais sua satisfação, mesmo que seja com o auxílio de remédios. E assim tentamos apagar o fogo com gasolina... Nesse cenário, não existe nenhuma diferença real entre um homem e um animal, e a racionalidade fica só no plano das ideias. Aliás, na natureza os animais são bem mais sábios – eles têm épocas próprias para cada coisa. Já o homem está eternamente pronto para satisfazer seus desejos.

A ioga busca desenvolver o intelecto para superar a escravidão dos sentidos a que todos estamos sujeitos. Praticar sempre é uma forma de nos treinarmos para dominar os desejos e controlar os instintos. As posturas, as limpezas, os exercícios respiratórios e as técnicas de meditação não fazem outra coisa senão reverter nossa tendência inata de agir de acordo com os instintos. Tudo que não tiver esses objetivos não deve ser chamado de ioga.

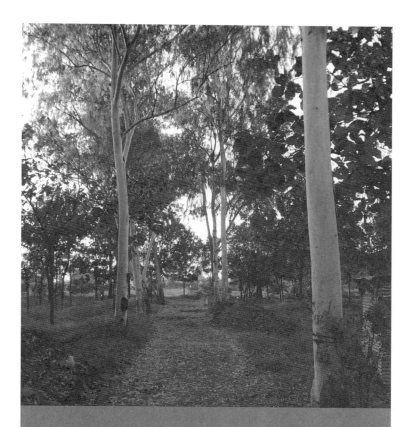

"O nirvana nada mais é do que libertar-se da dependência. Enfrentamos três tipos de medo: da morte, da decepção e do sofrimento. O nirvana é a existência sem medo, na qual todos esses problemas não nos atingem. Esse é o objetivo último de todas as escrituras hindus. Trata-se, no fim das contas, de nos libertarmos definitivamente dos medos."

SWAMI ANUBHAVANANDA

7 Onde fica o botão de *reset*?

entendido o mecanismo energético e suas divisões, que regulam todas as atividades do nosso corpo, precisamos aprender a manejar essa parafernália. A boa notícia é que, assim como colocamos softwares de antivírus no computador e podemos desligá-lo e religá-lo em caso de falha, é possível fazermos o mesmo com nosso corpo – sempre considerando que ainda tenhamos energia vital suficiente para isso. O *reset*, em nosso caso, demanda que sejamos capazes de reverter maus hábitos e incorporar atitudes novas e saudáveis.

Infelizmente, nossa escravidão aos desejos raramente deixa que isso ocorra. A maioria das pessoas não tem informações corretas, força de vontade ou condições necessárias para isso. Primeiro, porque é preciso deixar de lado uma série de ideias preconcebidas. Noções de alimentação, movimento, limpeza e comida, tudo precisa ser revisto. Em vez de os desejos comandarem nossas ações, a atenção e a capacidade de análise devem predominar. Depois, porque para quem trabalha o dia inteiro e corre pra lá e pra cá isso é realmente difícil.

Eu mesmo tive algumas dificuldades. Com mais de 30 anos, duro que nem pedra e completamente intoxicado pelo modo de trabalhar, pensar e viver em São Paulo, eu tinha ideias erradas sobre a prática, os exercícios de limpeza e os respiratórios. Completar as técnicas de limpeza, por exemplo, demandou de mim uma dedicação e uma força de vontade incríveis. Foram anos de prática e de estudo, muitas vezes acordando antes de o sol nascer, com frio e chuva. Mas eu garanto que o esforço é proporcional aos benefícios. Se conseguirmos mudar nossa forma de pensar, seremos enormemente beneficiados pelos resultados práticos. Disciplina é a chave para tudo.

Falando sobre desintoxicação em ioga, as limpezas (*kriyas*) ocupam posto fundamental na escala evolutiva das práticas. A ideia é simples: sem o corpo limpo, não conseguimos fazer nada. Como fazemos para lavar louça? Usamos água quente e detergente; em seguida, esfregamos com uma esponja, que solta os resíduos e as crostas mais duras; por fim, um último enxágue para terminar. É claro que para limpar o organismo não podemos esfregar o corpo por dentro com água fervente, muito menos comer sabão. Mas precisamos da mesma qualidade de limpeza se queremos estar saudáveis.

Milhares de anos atrás, os antigos iogues inventaram os *shatkarmas*, uma série de seis processos que limpam o corpo externa e internamente, da cabeça aos pés. Mais do que isso, cuidam também de treinar a mente e purificar os canais vitais (*nadis*). Os seis processos são *dhauti, basti, neti, trataka, kapalbhati* e *nauli*. Mas em vez de me deter em nomes difíceis vou me concentrar na explicação das limpezas que qualquer pessoa pode fazer em casa – sem treinamentos intensos – e concentram grande parte dos benefícios dos outros processos.

Cada um dos seis processos tem diferentes subdivisões, que somam mais de 21 práticas. Escolhi três que, com um pouco de força de vontade, podem ser aprendidas por todos. Infelizmente, essas limpezas são ensinadas apenas em cursos de formação de professores de ioga e, na prática, quem mais precisa delas fica sem conhecê-las. Lembrando que qualquer prática deve ser sempre acompanhada por um professor qualificado.

Segundo o sábio Patânjali, que escreveu os *Ioga sutras* há cerca de 2 mil anos, a prática deve ser feita de forma ininterrupta, por longo tempo e com uma atitude receptiva.

Ou seja, não existe meio-termo: para alcançar qualquer objetivo, é preciso tempo, esforço e dedicação.

Não adianta começar uma dieta de frutas ou sucos sem antes eliminar os resíduos tóxicos que se encontram incrustados em nossos intestinos. Após a limpeza inicial, e por algum tempo durante a desintoxicação, provavelmente os sintomas se agravarão (crises). Quando lavamos uma esponja, a primeira coisa que se desprende dela é a sujeira.

Fígado e rins têm de lidar com uma quantidade enorme de toxinas que é enviada dos tecidos à corrente sanguínea, invertendo a assimilação e proporcionando a excreção. Passada essa fase inicial da desintoxicação, os sintomas desaparecem gradativamente até ir embora de vez. É aqui que muitas pessoas desistem, porque não entendem as causas do agravamento de seus sintomas e pensam que o tratamento estava fazendo mais mal do que bem.

Os processos de limpeza em ioga foram criados para livrar os praticantes dos problemas causados pelo desequilíbrio dos cinco elementos em nosso corpo. Como já vimos, a ayurveda chama essa combinação de *doshas* (veja as p. 41-42 e 48-49).

Tal equilíbrio é importante porque para estarmos "em ioga" (união, comunhão, estado meditativo) precisamos de um corpo forte e saudável. Sendo mais claro, é impossível meditar com o nariz escorrendo, empanturrado ou com dor nas costas. É por isso que até hoje o ideal é praticar depois de esvaziar a bexiga e os intestinos e também de estômago vazio.

Nos dias atuais, basta ser capaz de encostar a testa no joelho ou colocar a perna atrás da cabeça e passar um mês na Índia para ser considerado um mestre de ioga. Porém, antigamente um praticante passava até sete anos com seu mestre para só então seguir seu caminho. Os conceitos e a finalidade da prática também eram bastante diferentes dos de hoje...

Percebi que quando praticamos regularmente três desses processos de limpeza somos capazes de nos livrar de grande parte dos problemas de saúde, deixando nosso corpo em ordem. São eles: *vaman*, *neti* e *kapalbhati*. Vamos a elas.

Vaman

Consiste em beber entre 800 ml a 1,2 litro de água morna com sal pela manhã de estômago vazio. Deve-se ingerir, se possível, todo o volume de uma só vez, sem pausas, bebendo de um recipiente grande único e não em copos. Pode-se usar uma jarra ou até um balde pequeno. No começo é difícil tomar a água morna com sal (mesma quantidade usada para cozinhar macarrão). Com o tempo nos habituamos e sabemos que terminamos de preencher o estômago quando pequenos arrotos surgem, indicando que ele está quase repleto. A partir daí é simples: basta tocar o dedo médio na garganta, causando naturalmente o reflexo de vômito, que contrai o estômago e expulsa a água. De manhã cedo, a água deve sair limpinha, contendo apenas uma espuma branca de muco, sem gosto ou cheiro ruins. Um resíduo de cor amarela ou verde, com vestígios de bile ou cheiro ruim indica problemas digestivos.

Vejamos a minha experiência. Depois de tentar de tudo, de acupuntura a reiki, de florais a homeopatia, de trocar o pãozinho francês por pão alemão, essa simples limpeza melhorou muito minhas crises de enxaqueca. Quando a cabeça dói, o culpado quase sempre é o conteúdo do estômago ou a sujeira no fígado ou nos intestinos que, aliás, fazem parte do mesmo sistema. Terminado o processo, deve-se deitar e descansar para permitir que o corpo relaxe novamente, os vasos voltem a se contrair e a cabeça repouse.

Além disso, quem sofre de resfriados e de gripes constantes deve praticar *vaman* diariamente até a recuperação completa, pois a prática elimina todo o muco que não conseguimos limpar apenas assoando o nariz ou lavando as narinas com soro. O único porém é que, ao vomitarmos, os olhos e o nariz se enchem de água. Por isso, em seguida a *vaman* devemos fazer *jala neti*, que termina de lavar as vias aéreas, e depois secar as narinas com o *kapalbhati* (veja ambas as práticas a seguir).

Pessoas com problemas cardíacos, úlceras ou pressão alta não devem fazer essa prática. Consulte sempre o médico para saber se você pode realizar as limpezas.

Neti

Existem basicamente duas formas de fazer o *neti*: sutra (com cateter) ou *jala* (com água). Para quem está começando, é recomendável usar apenas água. Existe um potinho especial para a prática, o *lota*. Coloca-se nele água morna e um pouco de sal. Insere-se a ponta do *lota* em uma narina, inclinando a cabeça e respirando pela boca, e deixa-se cair a água pela outra narina. Existem variações mais avançadas, como aspirar água pelas duas narinas e expelir pela boca e vice-versa. Como o *vaman* mobiliza todo o muco do estômago para as vias aéreas, o *neti* termina expulsando o catarro das narinas e limpando as vias aéreas superiores. Depois, é preciso secar bem as narinas para não agravar problemas já existentes. Para isso, a melhor técnica é assoar o nariz e inclinar a cabeça para baixo, deixando escorrer a água presa nos dutos nasais. Ao fazer isso, mais algumas gotas se desprendem, evitando assim sinusites, otites e afins.

A outra variação é realizada com cateter e se chama sutra *neti*. Originalmente, era feita com um barbante de algodão encerado no qual se davam pequenos nós. Hoje, a prática é feita com um cateter de borracha, o que simplifica o processo. Depois do sutra *neti*, é recomendável praticar *jala neti* e por último secar bem as narinas, como já foi explicado. Para quem sofre de infecções recorrentes das vias aéreas, essa prática oferece grande alívio.

Precauções devem ser tomadas para quem tem sinusite crônica, desvio de septo e infecções recorrentes de nariz e garganta. O médico e um bom professor devem ser consultados antes de iniciar as práticas.

Kapalbhati

A tradução desse termo é algo como "crânio brilhante". A prática seca completamente as vias aéreas e nos dá uma sensação de leveza. Assim como secamos os cabelos após a lavagem, o ideal para secar os dutos nasais seria jogar ar quente sob pressão nas narinas. Mas como fazer isso sem danificar as vias aéreas? O *kapalbhati* cumpre essa função. A prática se dá quando expiramos pelas narinas forçadamente. Lançamos para fora uma quantidade extra de ar, que em geral fica retida nos pulmões. Devemos ativar os músculos abdominais, como se estivéssemos recebendo um soco, e expulsar o ar residual para fora. Depois a inspiração ocorre naturalmente, de forma passiva. Os iniciantes devem começar com dez ou 20 repetições e gradativamente aumentá-las até um ideal de 120 vezes a cada ciclo. Depois é preciso inspirar longamente e relaxar, expirando naturalmente. Se fizermos tudo certo, a sensação final será de leveza e bem-estar. Caso haja tontura ou sensação de fraqueza, exageramos na força ou na quantidade de repetições.

Onde fica o botão de *reset*?

Esse processo reverte a lógica da respiração, pois a inspiração se dá em consequência da expiração. Isso só é possível graças à extrema pressão negativa que se forma dentro dos pulmões. Por isso, a prática não é indicada para quem tem pressão alta, glaucoma, problemas cardiológicos, gástricos ou abdominais.

O *Gheranda Samhita*, texto escrito há mais ou menos 500 anos, afirma que todos esses processos de limpeza não apenas promovem purificação física como auxiliam no progresso espiritual.

Em minha humilde opinião, a prática regular das limpezas no mínimo nos mantém mais saudáveis. Mesmo quando uma crise nos atinge, tende a durar menos, o que é um belo avanço. Àqueles que desejam começar um processo de limpeza, recomendo considerar também a execução de enemas: insere-se um pequeno tubo de borracha pelo ânus e de forma passiva administra-se um litro de água morna, que preenche o intestino grosso.

Dependendo do *ashram* ou do hospital naturopata, podem ser adicionadas substâncias como extrato de plantas, algumas gotas de limão etc. Onde estudei, usa-se apenas água morna, que já é suficiente para retirar o excesso de fezes e resíduos encrustados nas paredes dos intestinos.

Se fizermos todas as técnicas, limparemos o corpo do nariz até o ânus, o que reinicializa nossos sistemas. Depois disso é só reeducar a alimentação, ingerindo frutas, legumes e verduras, especialmente os de folhas verde-escuras, orgânicos.

Para fazer os processos de limpeza descritos, consulte um professor ou uma escola qualificada de ioga. Se possível, passe um tempo num *ashram*, onde a alimentação é controlada e o ambiente permite o maior aproveitamento dos processos.

"O corpo e a mente constituem o substrato das doenças e da saúde. A utilização balanceada do tempo (ambiente), das faculdades mentais e dos órgãos dos sentidos é a causa da felicidade."

AGNIVESA CHARAKA SAMHITA

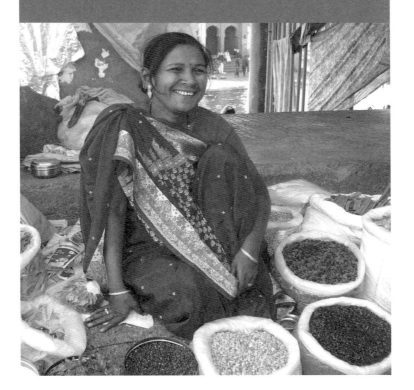

8 As doenças não aparecem por acaso

em Puna, tive a oportunidade de ler detalhadamente os trabalhos de Howard R. e Martha Lewis, que se propuseram a estudar os tipos de personalidade e as correlações existentes entre as formas de ser e a propensão a certos tipos de doença. Baseados em experiências científicas, eles conseguiram determinar, sem conhecer previamente os sintomas ou o histórico clínico dos pacientes, as doenças de que sofriam.

A seguir, um resumo das conclusões, às quais adicionei outras características, observadas durante os meus estágios nos hospitais indianos.

Artrite – Característica psíquica: sacrifício

Em geral, os pacientes que sofriam de artrite eram aqueles que desejavam controlar e governar os outros, o ambiente e a vida. Essas pessoas se sentiam felizes apenas quando eram úteis ou claramente se sacrificavam por outras. O ponto central do adoecimento é o estresse advindo da necessidade de controle e a frustração que acompanha o processo, uma vez que se torna impossível ter controle absoluto sobre todos os aspectos da vida.

A solução: ajudar os pacientes a estabelecer uma nova estruturação mental, mais flexível, capaz de planejar vários cenários mas adaptável às surpresas e aos percalços inerentes à nossa instável condição humana.

Asma e síndrome do intestino irritável – Característica psíquica: raiva

Desse mal sofriam os filhos dos pacientes com artrite. Por terem a vida extremamente controlada e regrada, essas pessoas reagiriam mentalmente sentindo-se impotentes e, em consequência, cheias de raiva e revolta. A inflamação seria uma reação concreta à incapacidade do indivíduo de lidar com esse tipo de agressão. Nesses casos, surge o conflito, que não resolvido se manifesta na forma de doença. A causa do adoecimento seria a supressão da agressividade, que não pode ser expressa, especialmente quando quem agride são os pais ou responsáveis.

A solução: tendo a impotência como a origem dos seus problemas, o indivíduo precisa achar novas formas de dar vazão à sua fúria. Desenvolver práticas de descompressão, esportes e válvulas de escape, incentivando nesses pacientes a capacidade criativa, pode ser a chave da melhora.

Úlcera – Característica psíquica: competitividade

Martha e Howard ligam a úlcera à falta de amor. Na minha opinião, a doença surge em pessoas que, não reconhecendo-se amadas, deslocam seu amor para um caráter realizador, competitivo e ambicioso. Tais indivíduos vivem num ambiente superestimulado e gostam de se sentir produtivos, mas se revelam incapazes de relaxar. Em geral, a úlcera vem acompanhada de insônia, cansaço e esgotamento físico.

A solução: o foco terapêutico deve buscar reduzir a velocidade de ação do paciente, além de criar um vínculo de amor, para que ele se sinta aceito como é. Diminuir o ritmo de trabalho e as próprias expectativas também ajuda a aliviar a acidez corrosiva no estômago.

Impotência, frigidez, ejaculação precoce – Característica psíquica: trauma ou medo intenso

Quando há problemas sexuais (não orgânicos), talvez exista um trauma em relação às primeiras experiências sexuais. Esse trauma pode ter sido causado por um acontecimento real ou apenas imaginado. Disfunções agudas também podem ser oriundas de vários tipos de medo: não atuar de acordo com as expectativas do parceiro ou daquilo que é esperado. O medo ou a vontade de punir os pais também são expressos deixando-se o(a) parceiro(a) insatisfeito(a) com a relação.

A solução: os medos e as experiências anteriores precisam ser explorados a fim de possibilitar o estabelecimento de um vínculo positivo, e não de agressão. Muitas vezes, a movimentação corporal possibilita a manifestação e a possível liberação do medo, que foi cristalizado em posturas e comportamentos estereotipados.

Ataque cardíaco/diabetes – Característica psíquica: choque ou tristeza inesperados

É sabido que quem sofre do coração não deve ficar sujeito a emoções fortes. Isso porque, mesmo sendo positivas, as emoções aceleram o coração e sobrecarregam o organismo, que fica acelerado. O que não se sabia é que o diabetes também pode ser causado por um acontecimento inesperado e infeliz. Os clássicos exemplos de perda de emprego, morte de um ente querido ou mudança de casa e país podem deflagrar a doença. Mas os problemas surgem especialmente quando não existe uma preparação emocional para a transição, ou seja, quando a perda, qualquer que seja, ocorre de forma inesperada.

A solução: preventivamente, devemos desenvolver a capacidade de comunicação. Saber se comunicar, estar preparado para acontecimentos difíceis, dar e receber notícias ruins é fundamental para evitar choques. Se o caso é de reabilitação, deve-se fortalecer a capacidade de se reinventar dos pacientes, a fim de que possam lidar com os problemas de forma mais neutra e saudável e não fiquem eternamente presos ao passado.

Câncer e doenças degenerativas – Característica psíquica: incapacidade de lidar com a perda/desesperança

De uma forma ou de outra, todos passamos por sofrimentos. O modo como encaramos o que nos ocorre é fundamental para nos mantermos saudáveis. Os autores ligam a existência do câncer a um estado de profunda tristeza e a um sentimento de inadequação ou falta de esperança. As pessoas propensas a ter câncer em geral se definiam como tristes e não viam mais sentido em viver. Acredito que os pacientes de câncer tenham sofrido uma profunda decepção e tenham sido incapazes de superar esse fato. Daí vêm a sensação de melancolia e a impossibilidade de ver a vida como uma expressão de amor e alegria.

A solução: nesses casos, é preciso dar ao paciente o acolhimento perdido, para que ele possa retomar sua autoestima, recuperando seus projetos pessoais e a alegria de estar vivo. Sem ânimo, é impossível lutar contra a doença. Precisamos reaprender a nos observar e ser felizes com o que somos.

Remédios para todos os males

Os melhores antídotos mentais contra as doenças podem se resumir em:

Viver um dia de cada vez. Isso não significa deixar de planejar, de se preparar, ou tentar criar cenários, mas lidar com cada coisa a seu tempo e não se ocupar de antemão com problemas que nem sabemos se vão existir. A maior causa dos distúrbios mentais de hoje é o excesso de ansiedade, causado pela preocupação com coisas que talvez nunca ocorram.

Ser feliz hoje. Eu era ouvinte assíduo do programa de rádio de Salomão Schwartzman porque adorava sua saudação final: "Bom dia, seja feliz". Quem se dá conta do que isso realmente significa? Quando de fato nos sentimos felizes com o que temos e com o que somos, nada mais nos incomoda, nos sentimos confortáveis onde quer que estejamos. Ao contrário, quando olhamos para fora, imediatamente nos comparamos com os outros e ficamos insatisfeitos. A chave para a felicidade não é buscar satisfazer os desejos, mas aprender a viver como somos.

Viver amorosamente. Se colocarmos amor nas nossas intenções, conseguiremos realizar uma mudança de rumo ou resolver qualquer problema de modo suave. Quando vivemos amorosamente, estabelecemos um nível superior de comunicação, no qual a forma como agimos passa a ser mais importante do que a ação em si.

Quando estudei com Swami Anubhavananda na Índia, ele afirmou que são três os impedimentos para alcançarmos um estado de equilíbrio:

1. lembrar sempre o passado: depois não sabemos dizer se os fatos realmente ocorreram assim ou foram imaginados por nós;
2. ficar sonhando com o futuro: em geral, nos preocupamos apenas com possibilidades;
3. Fazer comparações: vivemos constantemente em função dos outros. Ganhamos mais ou menos que fulano, somos mais gordos ou mais magros que sicrano, mais bonitos ou mais feios que beltrano. Disso nascem duas possibilidades: ou somos melhores do que os outros e fortalecemos nosso ego ou somos piores, nos sentimos inferiores e, consequentemente, infelizes.

Mais psicologia aplicada que isso impossível. Ler as escrituras não serve para outra coisa que não educar a nossa mente da mesma forma que se adestra um cachorro. Quem manda é o dono, e não o contrário. Infelizmente, hoje em dia, a maioria dos cachorros manda no dono.

Quando pudermos domar os desejos, acalmar as angústias e conviver com as incertezas, seremos capazes de voltar ao momento presente, sem a necessidade de comparação ou rótulos. E quando alcançarmos esse espaço experimentaremos a realização plena e a beleza de simplesmente ser, sem precisar obter mais nada.

"Nenhuma forma de medicina deveria ser negligenciada. Cada uma tem sua aplicação e sua eficácia. O médico hábil é aquele que conhece todas as suas possibilidades e limitações. Ao ouvir os pacientes, ele deve ser capaz de entendê-los e decidir qual dos tratamentos disponíveis atingirá o melhor resultado."

DR. RAVINDRA NISAL

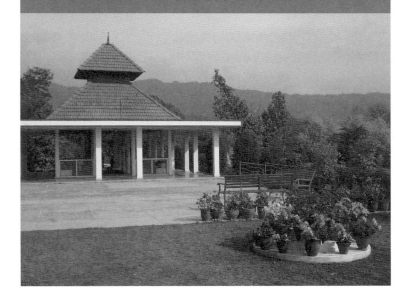

9 Relato de sete casos

Passei meus três últimos meses na Índia morando e atendendo pacientes em Uruli Kanchan, no Nisagopchar Ashram, perto de Puna. Lá, sob a batuta do dr. Ravindra Nisal, aprendi muito sobre diagnóstico médico e também sobre as limitações dos tratamentos naturopatas. Além de ser médico alopata, ele é doutor em ayurveda e em naturopatia. Abandonou as duas carreiras prévias quando se especializou em naturopatia, apesar de receitar ainda alguns preparados ayurvédicos e até mesmo alopatia, quando necessário. Na casa dos 70 anos, o dr. Nisal é um homem tranquilo, dos mais humildes que conheci na vida, extremamente sincero, honesto e dedicado ao trabalho. Morava numa casa dentro do *ashram*, em frente ao consultório onde atendia os pacientes. Disse-me que todos os ramos da medicina têm sua importância e aplicação. Nenhum deles deve ser exaltado ou diminuído. Com ele, aprendi a olhar os pacientes de forma unificada, ouvindo e sentindo a reverberação de suas queixas em mim. Aprendi a ser mais humilde em meus objetivos e a respeitar as minhas limitações.

Como psicólogo, atendi os casos que eram encaminhados pelos médicos para complementar o tratamento naturopata que já estavam recebendo. Tínhamos mais de 200 pacientes internados diariamente e eu recebia aqueles que em geral apresentavam pouca melhora ou reclamavam de um progresso insuficiente. Alguns deles se dispunham a passar 21, 30 ou até 60 dias internados, o que me permitiu adicionar ao tratamento encontros semanais de psicoterapia e práticas de ioga. A alimentação e os tratamentos naturais já eram parte do tratamento. Como estavam já em um ambiente próximo do ideal, os resultados desse tratamento multidisciplinar foram muito bons, especialmente nos pacientes cuja doença não tinha causa orgânica.

No Brasil, também não são raros enigmas médicos: um menino de 2 anos desenvolve diabetes ao pensar que o pai, que teria de se mudar de cidade para trabalhar, queria se separar da mãe. Uma mulher fica afônica e desenvolve amigdalite ao descobrir que seu pai precisaria ser operado de um câncer nas cordas vocais. Outra mulher, ao saber que o marido precisará ser operado, sente tonturas e não consegue mais sair de casa sem companhia.

O que esses relatos têm em comum? Aparentemente, todos mostram a capacidade da mente de causar um problema físico e comprovam de forma simples e prática a união corpo-mente. Se formos ao extremo, todas as doenças são psicossomáticas, porque a separação de corpo e mente é apenas didática. Para provar isso, basta perceber que quando sentimos dor imediatamente ficamos mal-humorados e indispostos.

Com base nessa experiência no *ashram* desenvolvi o que chamei de **terapia integrativa**. A inovação estava em ligar meus conhecimentos psicológicos com ioga e conceitos de ayurveda e naturopatia. Quando eu tinha alguma dúvida, discutia os casos nos encontros com os médicos. Foi uma época muito frutífera, que me fez voltar a me apaixonar pela psicologia, só que dessa vez de forma sistêmica.

O resultado prático foi que, ao cabo de algumas sessões, as pessoas atendidas haviam aumentado a compreensão de si mesmas, se envolviam mais no próprio tratamento e melhoraram sua qualidade de vida. Em todos os casos, a integração foi a base para que os pacientes abraçassem o tratamento proposto e conseguissem manter a disciplina para alcançar os resultados que buscavam.

Caso 1: mulher, 38 anos, casada, dois filhos

J. apareceu se queixando de constipação. Extremamente inquieta, reclamou da organização do *ashram* e disse que, "pelo que estava vendo, não teria muita coisa para fazer ali além de ter tempo livre". Quando perguntei há quanto tempo sofria de constipação, respondeu: "Ah, desde que me conheço por gente". E o que tinha tentado para se curar? "De tudo... laxantes, dietas e afins." Porém, sentia apenas alívio temporário. Mostrou-se bastante desconfiada com o que poderíamos fazer de diferente em nossa terapia.

Propus a ela sessões combinadas de psicoterapia e ioga, além de mudanças na alimentação e tratamentos com hidroterapia. Alternaríamos as sessões conforme a necessidade. Mudando o *setting* tradicional, começamos com uma longa caminhada montanha acima. Eu queria lhe mostrar o lago, para que ela se acalmasse e ao mesmo tempo se habituasse à natureza do local. Ela se animou com a possibilidade de caminhar além dos limites do *ashram* e desafogar sua agitação, e assim partimos pela trilha de terra que levava à montanha. Quando chegamos ao topo, ela ficou estupefata com a beleza e a simplicidade do lugar. Sentou-se na grama, respirou fundo e aos poucos relatou suas angústias e seus problemas, contando o que a afligia.

Revelando várias etapas de sua vida, J. falou da frustração de ter se tornado mãe cedo e deixado de lado suas paixões e seus interesses, mesmo tendo atualmente uma vida luxuosa. O marido trabalhava em uma multinacional, ela tinha motorista e cozinheira, mas se cansava da rotina de casa e das tarefas de sua responsabilidade. No passado, tivera outros projetos pessoais, chegou até a abrir uma agência de turismo, mas gradativamente abandonara os próprios sonhos.

Em minha opinião, sua constipação tinha um forte componente emocional, relativo à frustração de seus sonhos e desejos, mas ao mesmo tempo estava também ligada a hábitos alimentares ruins. O resultado era uma personalidade hiperativa, ansiosa e irritadiça, revelando um conflito entre seus antigos ideais e a vida real.

O mais curioso é que J. não se dava conta de quanto estava acelerada, a mil por hora, querendo tudo para ontem. Ela queria que o tratamento desse resultados instantâneos. O maior desafio era controlar sua ansiedade e ao mesmo tempo assegurar que ela melhorasse nos sete dias que se dispusera a ficar ali. Nós nos encontrávamos diariamente, às vezes mais de uma vez. Eu sabia que, no fundo, ela duvidava do tratamento.

No entanto, gosto de atender o paciente que já tentou de tudo antes de me procurar, pois esse é o único estado no qual ele realmente está pronto para aceitar o desconhecido. Quando tudo falhou, quando já não tem esperança. Quando está cansado. Somente nesse estado algo novo de verdade pode surgir.

Ela estava exatamente nesse momento, e talvez por isso tenha reagido tão bem às intervenções. Saudável, sem nenhum comprometimento mais sério, sofria apenas de sintomas prolongados de intoxicação mental e alimentar. Utilizando a terapia integrativa, resolvi que iríamos atacar várias frentes de forma conjunta. Tínhamos pouquíssimo tempo, mas no *ashram* foi possível controlar sua alimentação e oferecer tranquilidade

Relato de sete casos

mental, uma alimentação correta e o movimento fisiológico de que ela tanto precisava.

Durante as sessões de psicoterapia, também abordamos a necessidade de reformatar um projeto pessoal de vida, que não fosse limitado à profissão do marido. Como ela o seguia em seus deslocamentos frequentes de cidade e de país, acabava restrita à rotina de dona de casa, o que em suas palavras era "algo muito frustrante".

Como a hiperatividade esgota os recursos mentais e físicos, era necessário reeducar seu modo de ser. Fizemos uma prática inicial intensa, seguida de relaxamento profundo por alguns minutos. Com ioga *nidra* (relaxamento profundo), J. logo se sentiu diferente, bem mais calma, e aos poucos passou a confiar mais em mim e na técnica proposta – o que seria decisivo para sua melhora.

Tratamento

Combinamos um tratamento que abarcava dieta controlada, saudações diárias ao sol (*surya namaskar*) e a limpeza chamada de *bhasti*, uma forma de limpar o reto com o dedo médio que deveria ser feita após cada evacuação. Essa técnica é famosa por combater a constipação, aliviar hemorroidas etc. Também era necessário tomar água morna com limão todas as manhãs e em seguida praticar o *agnisar kriya*, contração abdominal intensa que é feita sem ar nos pulmões. Nos ássanas, abusamos das torções e das posturas que envolvem a parte abdominal. Com isso, seu sistema digestivo foi despertando, juntando movimento com a limpeza natural causada pela ingestão da água com limão (e eventualmente sal).

Na primeira vez que tomou água morna salgada, J. estranhou e reclamou bastante. Aos poucos, foi se acostumando e seguiu também as instruções do *bhasti*, melhorando o trânsito intestinal. Depois, cuidamos de sua agitação mental. A dieta resolveria a constipação e as sessões de psicoterapia a ajudariam a entender a causa da ansiedade e a se preparar para o que viria assim que deixasse o *ashram*.

Para a dieta, foram prescritas frutas de característica laxante, tais como pera, uva, ameixa e mamão papaia, todas com casca, à exceção do mamão. Ela também poderia abusar de frutas secas e sementes de linhaça inteiras para soltar os intestinos. Fora isso, pedi que deixasse de consumir pão branco e qualquer doce ou biscoito que pudesse conter farinha branca. Recomendei chás e sucos ao longo do dia. Nos primeiros dois dias, indiquei um enema para livrar o reto de fezes endurecidas e liberar o caminho para a nova dieta desintoxicante.

No terceiro dia, ela foi ao banheiro normalmente e do quarto em diante já se sentia leve e muito bem-humorada. Sua expressão dura e raivosa dera lugar a um semblante mais alegre e confiante. Com os resultados alcançados, J. imediatamente reconheceu a eficácia do tratamento. Ao final da semana, me deu um pequeno presente e escreveu uma carta de agradecimento, contando que sua estada tinha superado todas as suas expectativas. Ela nunca havia imaginado encontrar tamanha disponibilidade e atenção ali.

Acho que as pessoas se desacostumaram a encontrar sinceridade e comprometimento, seja na Índia, em Dubai ou em São Paulo. J. já estava em condições de resolver sozinha, onde quer que estivesse, a frustração de ser dona de casa. Ao se ver livre dos sintomas de constipação, a maior parte do desconforto foi removida. Agora, ela estava pronta para voar e continuar o processo terapêutico sem se sentir irritada, infeliz e eternamente desconfiada.

Caso 2: homem, 33 anos, separado, um filho

P. foi encaminhado com queixas de insônia e obesidade. Seu problema de insônia persistia apesar das massagens, dos banhos e dos tratamentos hidroterápicos recebidos. Ele chegou ao consultório bastante tímido. Era baixo, tinha espessos cabelos pretos e usava óculos. Sua barriga proeminente e seus ombros curvados faziam que aparentasse mais idade. Seu olhar revelava insegurança, e ele começou a me relatar seus problemas com voz baixa e doce.

Ele sabia que eu era psicólogo e recebeu nossos encontros terapêuticos como mais uma opção de tratamento. A princípio, relatou ter vindo ao *ashram* para perder o excesso de peso, sua única preocupação. Ele obviamente estava acima do peso, mas aquele não parecia ser seu maior problema.

Aos poucos, P. contou que também sofria de insônia recorrente. Acordava toda noite lá pelas 2h ou 3h e simplesmente não conseguia mais dormir. A insônia começara havia quatro ou cinco meses, e ele passava longas horas acordado de madrugada. Perguntei o que ele fazia durante esse tempo. Ele respondeu que ficava na cama pensando.

Seus pensamentos eram os seguintes: "Por que não consigo dormir? O que devo fazer? Por quanto tempo terei de sofrer assim? Será que vale a pena viver dessa forma ou eu deveria dar um fim a isso?"

Ele estava muito ansioso, possivelmente em decorrência dos medos e preocupações que o impossibilitavam de dormir. Aliás, a insônia é um dos primeiros sintomas de que algo não vai bem mentalmente. O olhar de P. ao relatar seus problemas mostrava certo medo de si próprio e decepção com os resultados dos tratamentos. Ao mesmo tempo, sua expressão cansada revelava sem sombra de dúvida suas madrugadas insones.

Achei que aí estivesse um dos motivos para o agravamento de sua insatisfação com a própria vida: é impossível ser feliz sem conseguir dormir. Os hormônios saem de órbita, a alegria some de vista e o cansaço nos arrasta pelos corredores. Perguntei o que ele achava ser capaz de mantê-lo acordado parte da noite. Então, ele começou a contar a sua história... Estudara nos Estados Unidos por seis anos e depois voltara para a Índia. Mas não estava mais trabalhando. Tinha deixado o emprego, três meses atrás, por conta de assédio. Assédio? Sim. Revelou que durante toda a sua vida as pessoas o queriam fazer de bobo e muitas vezes zombavam dele, tentando inclusive sabotar seu trabalho. P. não especificou como eram preparadas tais sabotagens, mas não tinha amigos e desconfiava que todos queriam enganá-lo. As sombras da neurose obsessiva rondavam aquele espírito, mas algo estava por trás dessa inquietação.

Os relatos continuaram. P. contou que havia pouco tempo notara que, enquanto diversos homens conversavam com ele, inadvertidamente tocavam suas partes íntimas ou seus genitais e o olhavam com desejo.

Tais episódios o faziam sentir-se extremamente desconfortável e ao mesmo tempo culpado, como se ele fosse o responsável pelo comportamento inadequado das pessoas. Interpretei isso como um desejo reprimido e uma possível ambiguidade em relação à sua sexualidade, que não podia ser expressa. Afinal, o que o faria ter medo do desejo alheio?

Em uma sessão subsequente, ele perguntou se eu acreditava que as pessoas seriam capazes de ler sua mente. Respondi que as pessoas até conseguem intuir muitas coisas, mas dificilmente seriam capazes de ler pensamentos. Perguntei como ele se sentia em relação a isso. P. disse que sempre que estava em um grupo e pensava em algo alguém imediatamente expressava em palavras o que ele estava imaginando.

Vivendo sozinho e sem muito contato com a família, relatou não gostar de "incomodar" os amigos porque a maioria já estava casada e cada um seguia sua vida.

Achei estranha a ideia de "incomodar amigos"; provavelmente ela revelava um sentimento de inadequação do paciente, e não a situação em si. Sem amigos com quem dividir seus desejos, medos e angústias, P. sofria solitariamente. Eu apostava que eram também desejos seus, reprimidos, que causavam as noites insones, os ataques à geladeira e a resultante depressão, fruto dessa equação aparentemente insolúvel.

Mais tarde, P. contou ter certeza de que éramos controlados por um grande "Big Brother", capaz de ler a mente das pessoas e ditar suas ações, estando em um lugar sobre a Terra de onde podia ver tudo. Concluí que se ele não tratasse logo de seus desejos em psicoterapia seria uma presa fácil para delírios psicóticos persecutórios.

Nas poucas sessões, confirmou-se que o medo da sexualidade alheia decorria do medo de aceitar os próprios desejos sexuais. Mas, como isso levaria necessariamente a terapia a um patamar mais profundo, tracei um plano prático para livrá-lo da insônia, ajudá-lo a perder peso e dar-lhe a chance de voltar a trabalhar. A exploração de seus desejos ocultos se daria mais adiante.

Tratamento

Seu tratamento foi combinado em três frentes: exercício intenso, correção do padrão de sono e melhoria de autoestima. Depois, caso se interessasse, ele poderia continuar o processo terapêutico para resolver as questões sexuais, que claramente estavam em aberto.

Desenhei um programa de ioga dinâmico, com ênfase em *vinyasas* (movimento), o melhor antídoto natural contra a obesidade. Ele foi aconselhado a andar ou correr a céu aberto para melhorar o apetite, o humor e também para perder peso. Pedi que ele evitasse dormir após o almoço (hábito comum na Índia) e procurasse desenvolver uma rotina de preparação para dormir à noite, acalmando o corpo e a mente com a prática de exercícios respiratórios sedativos.

Sugeri que quando ele voltasse para sua cidade de origem iniciasse um esporte em grupo. Queria que ele formasse novos amigos e quem sabe começasse a se relacionar socialmente. Corrigindo os problemas imediatos que não o deixavam dormir, eu acreditava que ele poderia encarar problemas mais profundos – os desejos sexuais reprimidos.

O aconselhamento deu resultado e após três semanas ele relatou considerável melhora na qualidade de sono. Perder sete quilos reduziu muito seus pensamentos paranoicos. O ambiente e a dieta natural do *ashram* foram fundamentais para diminuir sua ansiedade física e mental. Ele deixou o local com votos de começar a praticar um esporte e de manter a nova dieta. Comentou que estava pensando em se mudar para o Canadá em busca de outro emprego na área de tecnologia. Fiquei feliz com suas novas perspectivas.

Caso 3: mulher, 33 anos casada, dois filhos

P. me foi encaminhada sofrendo de espondilose cervical e lombar degenerativa. Ela passara por uma cirurgia para corrigir o problema havia três anos, mas chegou reclamando de dores constantes nas costas, que não passavam com nenhum dos tratamentos oferecidos – hidroterapia, massagens e acupuntura.

P. era bonita, morena, cabelos longos. Na primeira sessão, apresentou-se vestida de moletom, com olheiras profundas, olhar cansado, baixo e embotado. Parecia ter passado dias seguidos chorando e evitava me encarar. Ela transmitia a sensação de olhar para um abismo de tristeza e eu mesmo temia pisar errado e me afogar em um rio de lágrimas. Eu tinha a nítida sensação de que ela explodiria em choro a qualquer momento. P. começou reclamando das diversas dores que sentia no corpo todo. Ela era como uma criança pequena ou um bicho assustado, tímida e encolhida na cadeira enquanto falava. Sua postura se mantinha curvada, ela olhava para o chão e parecia carregar um grande peso nas costas. Notei que deixou a bolsa sobre o colo e cruzou as pernas, protegendo sua área pélvica e energética. Eu sentia cheiro de depressão no ar.

Ela me procurou praticamente obrigada pelo médico que a tratava. Na primeira sessão, notei que se sentia desconfortável e não queria falar muito. Desconfiada, perguntou se realmente precisava conversar comigo. Respondi que aquela fora uma sugestão do seu médico e me coloquei à sua disposição.

Perguntei o que a trazia ao *ashram* de naturopatia, ao que ela respondeu que queria ficar consigo mesma, se conhecer e entender o que havia de errado com ela. Então questionei o que ela sentia. P. falou sobre a espondilose cervical, lombar e sobre diversas dores nos ombros, nos braços e nas costas. Como eu já lera sua ficha, já sabia de tudo aquilo.

O que me interessava mesmo era saber por que aquela mulher bonita, casada e com filhos estava a ponto de se desfazer em lágrimas na minha frente.

Ao relatar sua história, nada em especial apareceu de início. Casada havia sete anos, tinha dois filhos, uma garota e um menino, respectivamente com 7 e 5 anos. Ela parecia ter uma vida comum de dona de casa e não se queixava de nada. Disse que, embora fosse feliz com o marido e com os amigos, de certa forma se sentia isolada no mundo. Ninguém era capaz de entender o que ocorria com ela, por que sentia tantas dores e tristeza. Nem os médicos a compreendiam, o que a levou a tentar psicoterapia anteriormente, mas sem grandes resultados.

Comentei que, apesar de tudo parecer bem, ela mostrava-se extremamente triste e perguntei se teria algum motivo para isso.

Ao ouvir a pergunta, ela se pôs a chorar e disse: "Pare de falar sobre isso, eu nem o conheço direito e você não tem o direito de me questionar assim". Concordei, ela não me conhecia ainda. Mas, para sair daquele embate, apontei o lado positivo da situação. Sendo eu um desconhecido e ainda por cima estrangeiro, que talvez ela nunca visse novamente, ela poderia contar o que a afligia. Eu precisava dobrar seu medo intenso. Eu sentia que acontecia algo de muito sério, pois nunca vira a tristeza tão fortemente personificada no rosto e no corpo de alguém.

Aos poucos, ela me explicou que sempre que se abria para falar com algum homem este acabava se apaixonando por ela e isso punha tudo a perder. Aquele era de fato um bom motivo, pensei. Então expliquei que ela não corria esse risco e reforcei as informações sobre nosso contrato de trabalho. Ela pareceu ficar um pouco mais calma.

Durante essa primeira entrevista, ela ameaçou chorar várias vezes; numa delas, parou e disse: "Pessoas fortes não choram". Retruquei: "Homens também não choram e talvez por isso sofram tantos ataques cardíacos". Pela primeira vez, um sorriso fraco iluminou seu rosto. Foi então que, rindo de si mesma, ela deixou de tentar ser forte e aos poucos começou a relatar sua complicada relação com o marido e as amigas.

O que para todos os efeitos era uma "vida perfeita" estava longe de ser um mar de rosas para ela. P. admitiu que ela e o marido eram incompatíveis. Tinham personalidades distintas e não havia modo de entrar em consenso. Ela, totalmente emotiva; o marido, do tipo prático. Por isso, sendo incapazes de entender um ao outro, ela tinha resolvido ceder, ou melhor, se resignar.

Apesar de sua decisão consciente, ela não estava satisfeita com o resultado e essa era para mim a fonte de seu conflito, que se expressava por meio de dores constantes no corpo e nas costas que nem os médicos conseguiam resolver. Apenas para lembrá-la a todo momento de que não era feliz...

Revelou ainda que sua relação com os pais era distante e que eles sequer imaginavam a dor pela qual ela passava. Também não queria magoá-los, uma vez que não poderia se expressar livre e honestamente com eles. Pontuei que todos aqueles problemas e sentimentos não ditos e a tentativa de ser uma boa filha (que não decepciona os pais) poderiam contribuir para seus problemas constantes de saúde e para a dor crônica.

Ela confirmou que sofria quase diariamente de dor. Vez por outra tinha episódios agudos, em geral no pescoço. E nem mesmo com amigas próximas ela tinha conseguido conversar, pois, segundo ela, "as mulheres na Índia estão muito mais interessadas em fofocar do que em de fato ajudar uma à outra".

Ao término da primeira sessão, P. disse que não queria conversar mais e que meu tratamento não ajudaria em nada. Frustrado com a recusa, mas contido, respondi que eu entendia e estaria à sua disposição, caso mudasse de ideia. Ossos do ofício...

Qual não foi minha surpresa quando, dois dias depois, ela voltou a bater na porta e me disse: "Os médicos me contaram que você conhece muito sobre ioga. Será que você pode me ensinar algumas posturas? Estou com muita dor e nada aqui resolve meu problema".

Ela tinha aberto uma fresta para mim. Provavelmente cedera apenas por não ter outra alternativa, e eu tinha ganhado um senhor desafio. Como melhorar suas dores com a ioga? Refleti muito e concluí que o que ela de fato necessitava não era de movimento, mas de relaxamento. Eu tentaria soltar todas as tensões que a prendiam a seu passado e haviam se transformado em nós na sua cervical e lombar. Então, propus começarmos com duas sessões de ioga *nidra*.

Essa técnica moderna, criada por Swami Sivananda, alia a postura do *savasana* (relaxamento deitado de costas no chão) com orientação e direcionamento da atenção pela fala do terapeuta. O conceito que embasa essa técnica é o de que com o relaxamento muscular e respiratório acontecem o relaxamento e a reprogramação mental. Nas duas primeiras sessões eu apliquei a técnica e deixei que ela ficasse imóvel. Mal sabia que um turbilhão passava por sua cabeça. Um dia depois da segunda sessão, lá estava ela batendo à minha porta de novo. Ela disse: "Agora vim para conversar". Sorri.

Foi então que, aos prantos, ela fez uma revelação que me pareceu ser a grande causadora de sua doença degenerativa. Ainda criança, ela tinha sido abusada sexualmente durante um ano por um conhecido da família e nunca havia contado a ninguém, nem aos próprios pais. Odiou a mãe e o pai por isso, mas nunca falou nada a esse respeito. Sentia-se culpada e invadida, mas quando pequena foi incapaz de dizer-lhes a verdade.

Ao mesmo tempo, sentia-se responsável pelo que tinha ocorrido e durante todo aquele ano permaneceu calada, aguentando os repetidos abusos. Mas a imagem, o nome e as feições do agressor nunca foram esquecidos. Mais tarde, aos 14 anos, sofreu novos abusos de outro homem. Foi demais para aquela criança, que eu ainda via encolhida sentada na cadeira à minha frente.

Em consequência, P. detestava transar com o marido e só queria que acabasse o mais rápido possível. Nunca quis ter um segundo filho, mas se sentiu compelida pela família e pelos sogros. Prova de que a biologia nem sempre age de acordo com os desejos, ela engravidara mesmo contra sua vontade. Eu inspirava profundamente, porque a sala toda pesava.

A dor mental que sentia era imensa, incompreensível e inexprimível. Estava claro que ela precisava desafogar a mente e aos poucos recuperar a autoestima, a força e a vontade de viver. Era óbvio supor que sucessivos abusos tinham deixado marcas profundas em sua personalidade e em seu corpo – que, incapaz de obter alívio, agora se refugiava numa possível aniquilação com uma doença degenerativa. Totalmente impossibilitada de lidar com as agressões externas, seu ódio se voltou contra sua coluna vertebral.

Talvez fosse por isso que, apesar das cirurgias, apesar de ser jovem demais para ter o quadro, apesar de todos os cuidados e tratamentos intensos aos quais havia se submetido, a dor e a degeneração continuavam seu curso.

Tratamento

Pensei muito antes de decidir como tratar P, que lidava com a lembrança dos abusos, com as sequelas mentais e físicas decorrentes deles, e com constantes dores nas costas e nos braços.

Como tratar o que ocorreu apenas com palavras? Eu precisava desatar os nós físicos de sua coluna, começar a movimentar o seu tronco e aos poucos tirar o gesso que ela mesma colocara sobre o peito. Por isso, passo a passo construí uma linha de tratamento que combinava micromovimentos corporais específicos para o seu caso. Para derreter o *iceberg* que envolvia seu organismo, combinei com ela cinco sessões de ioga *nidra*, tentando aliviá-la das tensões acumuladas durante tantos anos. Um programa suave de posturas, exercícios respiratórios e meditação melhoraria sua circulação energética e talvez lhe permitisse expressar e expirar sua culpa inadequada. Eu precisava ter muito cuidado para não agravar as dores em vez de melhorá-las. Aqui residem a arte de ser terapeuta e a grande diferença entre uma aula e uma sessão.

Eu também precisava fortalecer seu abdome para livrar a coluna do excesso de carga e reforçar a musculatura das costas. Acreditava que isso a ajudaria muito. Ao mesmo tempo, sugeri que quando retornasse a Mumbai ela fizesse natação em vez da academia, para fortalecer o corpo como um todo sem correr o risco de ter lesões, comuns nos exercícios com pesos.

Aconselhei-a ainda a procurar um psicoterapeuta em Mumbai, a fim de lidar com os abusos e como tentativa de resgatar formas positivas de expressão como pintura, artes etc. Talvez ela pudesse transformar a dor em arte. Eu acreditava nisso!

Ao final dos 40 dias de permanência ela me escreveu um bilhete simples num pedaço de papel, talvez uma das formas mais sinceras de gratidão que recebi. P. agradeceu por eu não ter desistido de tentar ajudá-la, mesmo quando ela me repeliu... Agradeceu a forma inusitada de tratá-la e disse se sentir muito melhor. Embora ainda sentisse dores na coluna, era capaz de tolerá-las e estava pronta para começar um programa de restabelecimento de tônus muscular físico e mental.

Entreguei a ela por escrito uma sequência específica de ássanas. Despedimo-nos com um longo abraço e ganhei um sorriso. Ter visto aquela mulher voltar ao sorrir e retomar a autoconfiança foi minha maior recompensa.

Caso 4: mulher, 42 anos, casada, dois filhos

Esse foi mais um caso no qual a paciente procurou o *ashram* para perder peso, mas a médica que a entrevistou percebeu extrema tensão e certa hiperatividade, que a levaram a sugerir acompanhamento psicológico.

Quando A. chegou ao consultório, mostrou-se bem-disposta e muito falante. Não parecia ter qualquer problema em particular, e me perguntei o que a traria até ali... Cheia de energia e bem pouco acima do peso, começou logo dizendo que sua vida ia muito bem, com exceção de alguns momentos de irritação e explosão. Sua raiva se manifestava especialmente com os filhos, que a tiravam facilmente do sério, e em geral essas discussões acabavam em gritos.

Antes, de acordo com ela, isso não era comum. Mas ao ser questionada ela não conseguiu relacionar essa ira com nenhuma mudança em sua vida. Então perguntei como era sua relação com o marido... Ela respondeu que aquela era uma longa história, que começara 20 anos atrás.

Vinda de uma família de brâmanes (casta dos sacerdotes hindus), ela se descreveu como uma pessoa temerosa, característica que provavelmente herdara da mãe. Ela não podia se misturar com outras castas e deveria se comportar corretamente, saber como se portar e atuar em sociedade etc.

Durante o seu tempo de escola e na adolescência, havia se interessado muito por pintura, depois por dança e por último por ginástica e esportes, tendo até sido convidada para fazer parte da liga estadual de ginástica da Índia. Mas, de uma forma ou de outra, seus pais sempre a impediam de seguir adiante e ela acabava tendo de largar o que havia começado. Suas habilidades cultivadas eram deixadas de lado e depois abandonadas. Durante a faculdade ela conheceu o marido, estando casados desde então.

Na Índia, até hoje são comuns os casamentos arranjados, nos quais se privilegiam as famílias e as castas. Com isso, os cônjuges muitas vezes não se conhecem e sabem quase nada um do outro. O sistema de castas continua vivo, mas não declaradamente. Hoje existem subcastas e mesmo quando os casamentos não são arranjados procura-se unir famílias pertencentes a castas equivalentes, a fim de não corromper a herança genética e material.

Antes de se casar, A. procurou saber tudo sobre o marido, para ter certeza de que era um bom partido. Uma vez ele explodira com ela, mas prometera que aquilo jamais ocorreria de novo. Ela acreditou e o perdoou. Depois do casamento, A. quis trabalhar e quase conseguiu emprego numa grande empresa automobilística, mas o marido se opôs e a fez desistir da seleção no meio do processo. Com isso, seu sonho de se tornar independente e valorizada foi por água abaixo. O processo com os pais se repetia com o marido... Aos poucos ela se contentou em tornar-se apenas dona de casa e, anos depois, mãe. Após o nascimento de sua filha, ela se obrigou a cumprir seus deveres como mãe e de certa forma foi "proibida" pelo marido e pelos parentes de dar vazão aos antigos desejos de pintar, dançar e até mesmo de ter um emprego. Seu destino estava selado. Era apenas mãe.

No nosso segundo encontro, ficou claro que A. estava incrivelmente frustrada com o rumo de sua vida, tendo se resignado a abrir mão de seus desejos em prol de se tornar uma boa mãe e dona de casa. Apesar de ter uma empregada para fazer as tarefas domésticas, ela estabeleceu uma estranha relação de amor e ódio com a mulher. Chegou mesmo a esbofeteá-la uma vez, tendo se arrependido depois. Mas não eram incomuns episódios nos quais ela gritava com a criada e abusava verbalmente dela.

Para completar, seu marido a humilhava dizendo que ela não era tão inteligente quanto a filha. A. fora deixada de lado, a dona de casa, a mãe. Por isso, deslocava toda sua frustração e sua raiva para a empregada. Seus desejos não realizados eram despejados violentamente na criada e na prole. Por outro lado, seu filho de 14 anos ainda agia como uma criança, segundo ela mesma.

Como se não bastasse, seu marido era extremamente possessivo, o que a fazia sentir-se controlada o tempo todo, mas nunca valorizada como mãe nem como mulher. O ciúme aniquila nossa capacidade de individuação para nos tornar parte do "amor"... Ele sempre a controlava, ligando a toda hora, perguntando onde ela havia estado, o que tinha feito e quando estaria de volta.

A. dependia financeiramente do marido. Até para pequenas coisas ela precisava lhe pedir dinheiro. Além disso, ele costumava se aliar à filha do casal, tirando sarro da incapacidade da mãe de compreender os negócios, economia e política, assuntos que a garota discutia com propriedade. Outra forma de humilhação pela qual A. tinha de passar.

Contou recentemente ter reencontrado uma antiga amiga. Na época da faculdade, não se davam bem porque ela era muito avançada para a amiga. Agora a situação se invertera. A amiga não só a convidou para o jantar como pediu cerveja e pagou a conta. Quanta independência! Ver isso foi demais para A., que percebeu ter ficado parada no tempo. Perdera a oportunidade de fazer o que gostava para se tornar apenas esposa, mãe e patroa.

Para mim estava claro o conflito gerado pelo fato de ela ter abdicado da própria identidade. Além disso, abrira mão de sua independência, autoestima e capacidade de ganhar seu sustento. Tudo isso pesava. Ela se sentia irritadiça e com muito ódio de sua trajetória de vida. Frustração e raiva são inevitáveis quando não conseguimos nos desapegar do passado.

Tratamento

Em nossas sessões, a abordagem foi puramente psicológica. Disse-lhe que ela parecia ter em casa dois armários, que haviam ficado trancados por muito tempo. Um estava cheio de desejos e o outro, de medos. Embora a estratégia de prendê-los tenha funcionado muitos anos, os monstros do desejo e do medo cresceram e agora ameaçavam se libertar.

Com essas imagens, ela entendeu a causa de seus rompantes e quanto esforço precisou fazer para manter desejos, aspirações e medos trancafiados por tantos anos. Eles só cresceram durante todo esse tempo e agora a invadiam em episódios de raiva e fúria.

Sugeri que ela retomasse os desejos que tinha abandonado e tentasse de alguma forma revivê-los no momento presente. Ela precisava se reconstruir como pessoa e não apenas como "uma função" em sua família. Creio que esse é o maior desafio das mulheres indianas (mas não só delas).

Era impossível voltar no tempo, mas algo poderia ser feito. Enfatizei a questão da dependência e de como isso deveria ser conversado entre o casal para minimizar os efeitos que já estavam presentes em sua vida. O marido deveria se tornar parte da solução e não do problema.

Ao longo das sessões, ela percebeu que necessitava se redesenhar e reestruturar para voltar a se sentir uma pessoa capaz, útil e produtiva. Outro aspecto abordado foi a possibilidade de A. começar a trabalhar a fim de se tornar mais independente, além de desenvolver uma ocupação que não as obrigações com a casa e os filhos.

Para superar os problemas com a filha, sugeri que ambas fizessem juntas uma atividade artística. Assim, as duas poderiam aprender uma com a outra. Apesar do curto espaço de tempo, ela deu sinais de compreensão clara sobre as causas de sua situação atual e sobre os possíveis modos de mudar seu futuro. Nesse caso, a integração ocorreu apenas mediante algumas técnicas respiratórias, que foram ensinadas para acalmar seus rompantes de fúria e torná-la mais consciente de seus atos.

Caso 5: mulher, 30 anos, casada, um filho

F. chegou com esclerose múltipla, com crises recorrentes de visão borrada, fruto da degeneração inicial e progressiva do nervo óptico.

Depois de receber o diagnóstico, a paciente se tratou com esteroides que aparentemente suprimiram os sintomas das crises.

Mas, como ela sabia se tratar de uma doença incurável, apresentou-se no consultório de certa forma deprimida e preocupada quanto ao futuro de sua vida e de seu filho de 4 anos.

Esclerose múltipla é uma doença crônica que ataca o sistema nervoso central – cérebro, medula e nervos ópticos. Os sintomas variam de formigamento nas pernas até paralisia e perda da visão. O progresso, a gravidade e os sintomas variam de pessoa para pessoa e são de certa forma imprevisíveis. A medicina tradicional procura controlar o aparecimento dos sintomas com esteroides, mas ao longo dos anos estes acabam danificando os rins, o fígado, o pâncreas e o metabolismo em geral.

Atualmente, acredita-se que a doença resulta de um processo autoimune, uma reação anormal do sistema imunológico, que ataca as próprias bainhas de mielina dos neurônios, acabando com o revestimento que isola e reveste as fibras nervosas. Não se sabe exatamente o que leva o corpo a se autodestruir, e pesquisas continuam a ser feitas para tentar identificar o que desencadeia a doença.

No caso dessa paciente, além de seguir a dieta vegetariana, propus a ela cortar o açúcar, diminuir a quantidade de sal e evitar os alimentos industrializados na medida do possível. Também discutimos uma prática leve porém consistente de posturas que priorizavam as inversões para mobilizar a coluna, reverter o fluxo sanguíneo e estimular os centros nervosos afetados.

Tratamento

O foco principal do tratamento foi limpar o organismo da paciente e ao mesmo tempo tentar restabelecer o equilíbrio de seu sistema imunológico, prevenindo o avanço da doença. Por isso, propus trabalharmos com *kriyas* (técnicas de limpeza de ioga), relaxamento e posturas para tonificar o corpo e oxigenar o cérebro. Também foi estabelecida uma rotina de relaxamento, que compreendia sessões de meditação. Essas práticas deveriam diminuir o estresse advindo da própria doença, bem como restabelecer o equilíbrio do sistema nervoso, dando ao organismo a oportunidade de se restabelecer.

Por ser conhecida como uma doença incurável pela medicina tradicional, era necessário reconstruir a confiança da paciente e reforçar sua capacidade de incorporar as práticas ao dia a dia. Sua forma de encarar a doença foi tida como fator fundamental para o tratamento.

Práticas iniciais diárias

Ioga

Formulei, para essa paciente, uma série que incluía *surya namaskar*. O objetivo era fortalecer o corpo como um todo e melhorar a equalização energética. A série era seguida de torções de coluna para tonificar o sistema nervoso e depois fazíamos um relaxamento rápido em *savasana*, a fim de permitir que o corpo se regenerasse do esforço físico. Depois, ensinei a F. algumas posturas invertidas para otimizar o fluxo de sangue para o pescoço, a tireoide e o cérebro. Para evitar o risco de lesões na coluna ou no pescoço, trabalhamos com o apoio da parede, elevando as pernas e promovendo uma inversão passiva.

A seguir, fizemos pranayamas para melhorar a circulação sanguínea e nervosa. Utilizei basicamente *kapalabhati, brhamari* e *ujjayi* para estimular e corrigir o fluxo de prana no corpo de F.

Por último, fizemos um relaxamento mais prolongado, mesclando técnica de mentalização de ioga *nidra*, para promover uma reação positiva à doença. Ao mesmo tempo, o relaxamento obtido com essa técnica potencializa os efeitos da prática em todo o corpo.

Recomendação de dieta
- Dieta vegetariana, integral e nunca apimentada.
- Eliminar a comida processada, industrializada e enlatada.
- Comer apenas verduras e alimentos frescos, preparados momentos antes da refeição.
- Não utilizar alimentos preparados em micro-ondas ou conservados em *freezer*.
- Cortar sucos artificiais em lata ou em caixinhas longa-vida.
- Os vegetais devem ser fervidos ou cozidos ao vapor. A água que sobra, usada para a preparação de sopas.
- Evitar os três venenos refinados: açúcar, farinha e sal.
- Abusar de frutas cruas e/ou de sucos.
- Incluir na dieta: iogurte, cenoura, abóbora, tomates, manga, papaia, melão e especialmente vegetais verdes, desde que não seja alérgica.
- Eliminar bebidas alcoólicas, café e chás que não fossem naturais, ou seja, sem teína.

Suporte psicológico
O desafio maior foi recuperar a autoestima da paciente e fazê-la desenvolver uma atitude firme perante a doença. Ela precisava ajudar o corpo a frear a evolução da esclerose. Enfoque especial foi dado à técnica de ioga *nidra* e a uma resolução positiva para a cura. Em casos como esse, que desafiam a própria medicina, deve-se encorajar o paciente a participar de forma ativa.

Também foram ensinadas técnicas iniciais de meditação para promover relaxamento e reorientação do sistema nervoso e imunológico.

Naturopatia
Priorizei técnicas para estimular a espinha dorsal, relaxar o cérebro e promover a movimentação energética no corpo:

- massagem duas vezes por semana, com aplicação de óleo de gergelim para fortalecer os tecidos do corpo;
- banhos frios na coluna para aumentar o tônus dos centros nervosos e ao mesmo tempo melhorar a transmissão dos impulsos;
- compressas frias de camomila aplicadas sobre os olhos para acalmar, tonificar e estimular o funcionamento do nervo óptico;
- banho com sais de Epsom para aliviar eventuais dores no corpo e cansaço;
- banhos de hidromassagem.

Resultados

A paciente se sentiu muito mais acolhida com o tratamento iniciado. Embora não tivesse sofrido nenhuma crise recentemente, sugeri que ela continuasse o tratamento naturopata e de ioga em Mumbai a fim de consolidar os resultados.

Seu marido veio buscá-la com o filho após uma semana e ela se mostrou muito mais confiante e contente para retomar suas atividades.

Caso 6: homem, 75 anos, casado, 3 filhos

T. se internou no *ashram*, junto com a esposa, por um período de uma semana. Ele apresentava hemorroidas, dores nas costas, pressão alta e eventuais episódios de enxaqueca e dores nas articulações. Aposentado, o paciente morava em Mumbai.

Durante sua estadia, solicitou tratamentos naturais para lidar com as dores diversas e com o desconforto que o atingia. Quando foi examinado pelo médico, T. estava com peso normal, pressão e batimentos cardíacos sem nenhuma alteração clínica. Notei que ele tinha dificuldade de se levantar e de sentar-se, provavelmente em virtude das fortes dores lombares e das hemorroidas. Quanto à constipação, T. ficava dois a três dias sem evacuar e tinha sangue nas fezes. Ele havia tratado as hemorroidas com medicação ayurvédica, sem obter sucesso.

O paciente apresentava uma lesão entre as vértebras L3-L4, o que provocara uma hérnia de disco e intensas dores nas costas. T. também tinha osteoporose, que era tratada com a ingestão de pastilhas de cálcio.

Quanto a eventuais enxaquecas, o paciente tomava analgésicos quando as crises apareciam.

Tratamento

Como não tínhamos muito tempo e a lista de problemas apresentados pelo paciente era extensa, procurei identificar quais deles era possível atacar primeiro para lhe trazer maior alívio.

Optei então por tratar as dores nas costas com sessões de ioga e a constipação, as hemorroidas e a indigestão com práticas de naturopatia e uma nova dieta, melhorando sua capacidade digestiva e consequentemente sua eliminação.

Como T. tinha idade avançada, focamos mais nos tratamentos naturopatas do que nos *kriyas*, que poderiam ser extenuantes demais para ele.

O paciente recebeu, assim, a seguinte lista de tratamentos:

- enemas – a cada dois dias, até resolver a constipação;
- banhos de assento (quadril) com água fria;
- compressas de lama sobre o estômago e os olhos;
- aplicação de óleo aquecido de gergelim na região lombar e posterior aplicação de vapor;

- *kati basti* – três sessões de aplicação de óleo aquecido sobre a área lesionada nas costas, um procedimento de ayurveda.

Essa prática é recomendada para propiciar o fortalecimento ósseo e muscular e para melhorar a circulação e a oxigenação de tecidos na área afetada.

Ensinei ao paciente diversos ássanas, alguns *pranayamas* e meditação, sempre procurando posições confortáveis, para que ele não sentisse dor.

Recomendação de dieta

Dieta com o mínimo de sal e sem pimenta. Aumentar a quantidade de vegetais em detrimento de farinha, mesmo que integral. Para resolver a constipação, ingestão diária de papaia, pera ou uvas com casca. Além disso, consumir espinafre para ajudar a eliminar as fezes e a regular o trânsito intestinal. Excluir todos os alimentos processados, industrializados e embalados. Um dia por semana, abster-se de sólidos e fazer uma dieta de sopa de legumes e sucos, alternadamente.

Ioga nidra

Depois de explicar de forma detalhada minha linha de tratamento, ofereci ao paciente duas sessões de relaxamento profundo para que ele pudesse incorporar os benefícios de sua mudança de hábitos. Ele foi acompanhado durante a semana pelos médicos a fim de garantir sua integridade física e conforto enquanto os novos hábitos eram assimilados.

Resultados

Após uma semana de tratamento no *ashram*, T. sarou da constipação e teve bastante alívio das hemorroidas. Também houve melhora significativa de sua mobilidade, com redução das dores na coluna. Ele aparentou ter bem mais energia, positividade e interesse pela continuidade de seu tratamento. Além da redução na dor, houve diminuição do nível de estresse do paciente. De forma geral, os tratamentos combinados geraram o melhor benefício no mínimo tempo disponível. T. foi aconselhado a dar sequência à dieta, à prática de fortalecimento da coluna e a eventuais tratamentos naturopatas para não sofrer com a recorrência dos sintomas.

Caso 7: mulher, 28 anos, solteira

Quando A. compareceu à consulta, parecia muito tímida. Magra e alta, falava baixo e pouco. Imediatamente apresentou o diagnóstico que a trazia ao *ashram*: nódulos benignos na tireoide, sem causa específica, sem tratamento ou indicação de medicação, apenas monitoramento regular para assegurar que não se tornassem malignos ou problemáticos. Como o médico não indicou nenhum tipo de terapia, ela me foi encaminhada para que tentássemos trabalhar de forma integrada.

Busquei na literatura científica médica as causas para a formação de nódulos na tireoide, que podem ser diversas:

- **Deficiência de iodo.** Falta de iodo pode causar o aparecimento de tumores.
- **Crescimento exagerado.** Não é claro por que ocorre esse tipo de crescimento, que também é chamado de adenoma e normalmente é benigno (não canceroso). Ele não preocupa, a não ser que cause complicações. Em alguns casos, pode levar ao hipertireoidismo.
- **Cistos na tireoide.** Em geral, são fruto da degeneração de adenomas. Em alguns casos, componentes sólidos são misturados a fluidos dentro dos cistos. Os cistos costumam ser benignos, embora possam conter elementos malignos.

- **Inflamação crônica da tireoide.** Doença de Hashimoto, que pode causar inflamação e aumento da glândula, reduzindo a sua atividade e causando hipotireoidismo.
- **Bócio multinodular.** Hipertireoidismo, podendo ser causado por falta de iodo ou por outros fatores indefinidos.

No caso de A., não se sabia o que provocara o aparecimento dos nódulos, mas o crescimento deles, ainda pequeno, parecia não incomodá-la em demasia. Ela chamava os nódulos de "meus amigos". Para os médicos que havia procurado, a causa do quadro era um mistério e a ausência de problemas específicos os deixava de mãos atadas quanto a possíveis tratamentos.

Por isso, propus adotarmos uma linha de trabalho envolvendo mentalização da área afetada do pescoço (chacra *vishuddi*), bem como posturas invertidas para melhorar a circulação e a oxigenação do pescoço. A dieta deveria ser controlada para garantir o correto balanceamento de nutrientes e, ao mesmo tempo, suprir seu organismo com iodo suficiente para restabelecer o equilíbrio da tireoide.

Tratamento

O desafio maior foi ensinar a A. as práticas que ela precisaria depois reproduzir sozinha. Mesmo que tivéssemos sucesso em nossa abordagem, o processo de dissolução dos nódulos poderia levar meses ou anos. As práticas deveriam limpar seu organismo, bem como restabelecer o equilíbrio hormonal e nervoso. Por isso, focamos mais em posturas e práticas meditativas e em recitar o mantra *om*, com internalização da atenção.

Era necessário restabelecer as funções de sua glândula pituitária, reoxigenar e purificar o sangue. Como tínhamos apenas alguns dias, minha meta foi conseguir uma maior capacidade de relaxamento e, ao mesmo tempo, estimular a circulação sanguínea na área do pescoço.

No caso de A., seria importante que ela se aproximasse de um estilo de vida mais próximo da natureza, buscando com isso reduzir o impacto do estresse e da contenção de emoções, que psicologicamente poderiam influenciar a formação dos nódulos. Em uma das vezes em que conversamos, A. se referiu a uma recente decepção amorosa. Ela tinha expectativas com um rapaz que conhecera durante uma viagem, mas as coisas não tinham caminhado como ela havia imaginado. Minha opinião era a de que, entre outras possíveis causas, a repressão dos sentimentos de frustração e angústia gerados por essa decepção estava contribuindo para o aparecimento dos nódulos. Por isso, encontrar uma forma de desafogar as emoções seria primordial em seu tratamento.

Práticas de ioga
A paciente participou de uma sessão de ioga *nidra*, na qual experimentou relaxamento profundo. Porém, no meio da sessão, sofreu um ataque de tosse e teve de sair. Foi-lhe explicada a importância de dar andamento às práticas e que quando em relaxamento profundo deve-se procurar estabelecer uma resolução positiva de cura (*sankalpa*) e a dissolução dos nódulos. Eu acreditava que aliando a dieta aos tratamentos naturais os nódulos pudessem diminuir e ser reabsorvidos.

A recitação do mantra *om* e a meditação sobre o chacra da garganta também seriam fundamentais para alcançar sucesso no tratamento.

Recomendação de dieta
- Ingerir alimentos integrais e vegetarianos.
- Evitar todo tipo de comida artificial, processada e industrializada.

- Cortar açúcar refinado, farinha e sal (usar apenas sal de rochas do Himalaia).
- Incluir na dieta frutas (abacaxi, coco, morango, manga, pêssego, ameixa e maçã), vegetais (espinafre e batata), grãos (aveia, lentilha), temperos (canela, pimenta-branca e preta) e sementes, nozes e avelãs.

Apoio psicológico
Como não havia nenhuma causa orgânica para o crescimento dos nódulos de A., para mim estava claro que precisávamos escavar o que teria causado a retenção emocional na garganta – retenção essa que se cristalizara na forma dos nódulos. A própria tosse que a obrigou a deixar a sala enquanto fazíamos o relaxamento profundo indicava incapacidade de lidar com esses conteúdos. Algo que ela tinha sido incapaz de engolir ou que não tinha podido pronunciar e ficara ali, eternamente retido. Por isso, sessões de psicoterapia seriam importantes para apoiar seu processo de cura.

Naturopatia
- Compressas de lama no estômago e nos olhos.
- Banhos de assento frio para estimular a circulação pélvica e a região abdominal.
- Banhos de hidromassagem para propiciar o relaxamento total do corpo.
- *Shirodhara* (aplicação de óleo sobre a testa) para acalmar a mente e relaxar eventuais tensões, dissolvendo bloqueios mentais.

Como A. vivia na Europa, recomendei que ela visitasse a Alemanha para ter mais contato com sanatórios de naturopatia, onde poderia regularmente dar continuidade aos tratamentos.

Conclusão

Às vezes, a raiz do problema não é orgânica ou não está apenas no corpo. Em outras, é fruto de erros na maneira de se alimentar ou de abusos e de um estilo de vida equivocado. Cada caso é diferente. É preciso juntar a história, a herança biológica, psicológica e dinâmica de cada um. É verdade que hoje a psicossomática é aceita pela classe médica e científica, mas eu acredito que, em essência, tudo é psicossomático.

Percebi que, pelo menos no início, o sofrimento mental se restringe a sintomas como ansiedade ou problemas respiratórios, mas com o passar do tempo eles tendem a se cristalizar no organismo, adotando a forma da doença que for mais propícia àquele conjunto corpo-mente.

Sempre que algo físico surge no corpo, existe uma contrapartida mental imediata. Quem tem dores no corpo sofre mentalmente. Sofrem o paciente e sua família. Esta precisa de tanto ou mais apoio que os próprios pacientes.

Milhares de anos antes de se discutir o termo "doenças psicossomáticas", a ioga já postulava a interdependência e a conexão direta entre mente e corpo. Mais do que isso, a filosofia explicava a mente como o sexto sentido, responsável por todos os casos de adoecimento físico.

A ayurveda também aponta como primeira causa do adoecimento o nosso mau comportamento diante do ambiente. Traduzindo: comemos mal, pensamos e vivemos muitas vezes de forma errada. Assim, o corpo se torna incapaz de reagir da maneira correta e não produz mais os hormônios e secreções adequados, perde sua capacidade digestiva, complica o processo de absorção dos nutrientes e suspende a eliminação de toxinas, causando acúmulo de matéria tóxica, baixa resistência imunológica e consequente invasão por bactérias e vírus. Os antigos iogues já sabiam que somos um só.

Confirmei essas ideias com os pacientes. Em todos os casos, atividades como relaxamento e correção energética por meio dos exercícios respiratórios (*pranayamas*) ajudavam muito. Mas é preciso ir além das fórmulas prontas e encontrar a raiz de cada problema, para cada pessoa. Sintomas parecidos muitas vezes têm origens diferentes – e por isso requerem tratamentos distintos.

Não existe uma prática que sirva a todos, mas sim a combinação e adaptação das técnicas de forma individual! Nem todos os pacientes aceitam determinado tipo de alimentação ou de tratamento. Precisamos ter senso crítico e muita sensibilidade na hora de escolher, explicar e adaptar as técnicas. Apesar de poderosas, elas podem ser também catastróficas, como mostram tantos casos de lesões em pessoas que antes eram saudáveis.

Primeiro eu ouvia o paciente com extrema atenção, depois refletia sobre o que ele dizia e deixava que aos poucos se formasse uma imagem mental que me desse uma pista mais clara do que lhe estava ocorrendo. Eu deixava que essa imagem viesse e se apagasse, quando então algo que não havia sido dito acabava surgindo. As informações mais importantes nunca eram reveladas de imediato. Eu precisava refinar minha percepção, em especial porque atendia em inglês. Se já é difícil falar dos problemas na língua materna, que dirá em outro idioma... Mas fomos nos entendendo.

Depois, com uma hipótese na cabeça, eu combinava meu repertório de técnicas e selecionava as mais adequadas à pessoa. Não existe uma única técnica milagrosa, mas o ponto certo, a temperatura ideal, na qual todos os elementos se encaixam e fazem sentido.

É verdade que se o paciente não acreditar no terapeuta e no tratamento nada acontece. Em Kaivalyadhama, uma das minhas colegas de curso relatou sofrer há anos de problemas de pele. Como no *ashram* havia um médico especialista em ayurveda, reconhecido dentro e fora da Índia, a moça resolveu se tratar com ele. Ela tentou cinco tipos diferentes de composições de fórmulas e remédios à base de ervas, mas nada funcionou. Mais tarde, ela me confidenciou que, depois que o segundo remédio não fez efeito, ela deixou de acreditar que o médico seria capaz de curá-la. Na minha opinião, seu problema não era exatamente com a formulação dos remédios, mas com o próprio médico. Todo terapeuta precisa estar muito atento àquilo que não é expresso em palavras. Os pacientes costumam sempre duvidar de nós... É por isso que a arte de aconselhar e cuidar vai muito além do conhecimento científico. Ela necessariamente engloba o entendimento da pessoa como um todo. E conhecer alguém leva tempo e dedicação. Uma espécie de entrega consciente ao outro. Nos primeiros contatos, nenhum paciente revela o que de fato o aflige. Isso só aparece depois de algumas sessões, quando se conversa sobre a vida, as dificuldades e as aspirações que todos nós temos. Aos poucos, a pessoa do outro lado reconhece no terapeuta também um espelho. Vê um indivíduo de carne e osso, com desejos, frustrações e medos. E é só assim que se estabelece uma troca verdadeira.

Nada aparece por acaso em nosso corpo. Aliás, acaso é uma palavra que deixa de existir quando conhecemos o mecanismo que rege a saúde e a doença. Encontrar esse elo perdido é a nossa principal tarefa. Em geral, ele se esconde na alimentação incorreta, em traumas psicológicos ou no sedentarismo. Assim, perguntar à pessoa o que lhe estava acontecendo quando surgiram seus primeiros sintomas ajuda-nos a traçar a origem do problema e a formatar um tratamento que seja capaz de impulsioná-la para o caminho da cura.

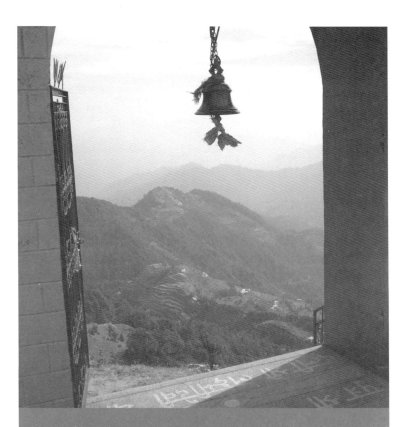

"A doença não é só um fenômeno físico. Tudo que perturba sua vida [...] é uma doença e, com o tempo, se manifestará em alguma enfermidade. A maioria das pessoas separou a mente do corpo e baniu a alma da vida cotidiana, por isso esquece que o bem-estar dos três (corpo, mente e alma) está intimamente entrelaçado, como as fibras musculares."

B. K. S. IYENGAR

10 A terapia integrativa

ter vivido na Índia reacendeu a minha paixão pelo processo terapêutico. Mas uma forma diferente de terapia, que levasse em consideração a pessoa como um todo e não apenas seus aspectos mentais. A ciência cartesiana não combina mais com o meu pensamento sistêmico.

Lá eu precisei entender como as pessoas pensavam, quais eram seus valores e seu *background*, o que comiam, como se movimentam e até o que pensavam sobre o futuro. Sempre que recebia os pacientes, percebia que em alguns desses campos algo deixara de fazer sentido para eles. Por isso, foi necessário trabalhar de forma inclusiva, muito mais abrangente e não limitada a uma ou outra esfera.

Os pilares que formei como base para a manutenção da saúde foram quatro:

1 Corpo: ioga ou exercícios

Nascemos e vivemos em movimento. Na natureza, o vento exercita as plantas naturalmente. Os animais também estão sempre se mexendo, caçando ou executando os mais diversos tipos de trabalho, como construir ninhos, cuidar dos filhotes etc. O homem é o único ser que precisa reservar um tempo na agenda para se exercitar. O estilo atual de vida é um desrespeito ao corpo e muitas das dores hoje enfrentadas decorrem disso. Passamos o dia inteiro sentados e quando chegamos em casa nos jogamos novamente no sofá. As costas e o corpo gritam pedindo por um pouco de exercício.

Apesar de ser praticante de ioga, não a recomendo para todos. Muitas pessoas não gostam da prática nem estão prontas para ela. Nesses casos, natação ou caminhadas costumam funcionar e combatem boa parte do sedentarismo. Mais vale exercício moderado e frequente do que picos desordenados de esforço.

2 Alimentação correta

A alimentação correta é um dos fatores primordiais para a manutenção e a recuperação da saúde. Em naturopatia, ela responde por 80% do resultado nos tratamentos, quaisquer que sejam eles. Sem alimentação correta, pode-se tentar de tudo, mas é como ficar tirando água de um barco cujo casco está furado. O gasto de energia é imenso e os resultados, efêmeros.

No caso de pessoas enfermas, é fundamental seguir uma dieta rígida e ter disciplina. Voltar aos antigos hábitos significa recomeçar a se intoxicar. Aqueles que estão doentes não podem ingerir alimentos industrializados, processados e incrementados com aditivos. Chocolate e sorvete, nem pensar. O açúcar e o sal em excesso são banidos, assim como tudo que é artificial: refrigerante, vinho, sucos em caixinha, alimentos enlatados etc. Pessoalmente, duvido até dos ingredientes declarados nos produtos. O ideal é comprar tudo orgânico e preparar a própria comida. Parece difícil, mas eu acompanhei de perto casos em que a mudança de alimentação foi a chave para a cura em problemas crônicos.

3 Mente serena: sono em dia

A cabeça manda no corpo e é a porta de entrada para a felicidade ou para o desequilíbrio. É por isso que quando estamos bem podemos dormir em cama de pedra ou enfrentar as maiores dificuldades sem nos abalar tanto.

Mas, nos dias atuais, acabamos trocando o dia pela noite e estamos sempre atrasados. Com toda essa pressão por resultados, velocidade desenfreada, ficamos acelerados, afobados e ansiosos. Nada pode ser mais corrosivo para a saúde. Na natureza, tudo acontece de acordo com um tempo preestabelecido. Mas, infelizmente, acreditamos que podemos viver em modo acelerado. Se corrompemos as relações naturais com o tempo, a mente sofre. E, sofrendo, desvirtua-se o relógio biológico do corpo. Assim o ciclo se fecha com eventual necessidade de calmantes ou remédios para dormir. A insônia é o primeiro sinal de que algo não vai bem. Manter a cabeça tranquila é a melhor forma de se sentir feliz e revigorado para enfrentar o dia a dia.

Ter horários regulares para dormir e acordar faz tão bem para as crianças quanto para os adultos. Quando não dormimos direito, os sistemas nervoso e endócrino entram em pane, os hormônios se desregulam, a digestão falha e o humor oscila. É preciso quebrar o círculo vicioso de acordar tarde e tomar remédios para dormir.

Apesar das constantes "descobertas científicas" e "inovações tecnológicas", nosso corpo continua funcionando como há milhares de anos. Não é à toa que todas as disciplinas orientais – como *kung-fu*, caratê, *chi-kung*, meditação, ioga etc. – recomendam acordar cedo e praticar logo depois de levantar. Existem dois motivos para isso. O primeiro é que você acostuma o corpo e principalmente a cabeça à rotina; o segundo é que, se você realmente acorda cedo para treinar, naturalmente terá bastante sono à noite. Assim, a cabeça e o corpo conseguem andar em sincronia.

4 Projeto de vida: motor para a mudança

Em algum momento da vida, inevitavelmente, sofreremos frustrações, ficaremos tristes ou decepcionados. Desafios e problemas fazem parte da existência. Mas, mesmo quando eles surgem, ter um projeto futuro ou um sonho a realizar ajuda a enfrentar as dificuldades de cabeça erguida e a manter os motores e o ânimo aquecidos. Uma cabeça produtiva auxilia o corpo a sarar. Uma cabeça descontrolada por sua vez, nos faz afundar.

No caso dos que estão convalescendo, ter um projeto futuro ajuda na recuperação e faz que eles não desistam do tratamento. Isso foi o que salvou muitas pessoas do suicídio e da morte nos campos de concentração de Auschwitz. Lá sobreviviam aqueles que tinham um sonho ainda a realizar, uma ideia a ser concretizada, e se imaginavam produtivos no futuro. A própria mudança de hábitos pode ser esse desafio, pois muitas vezes demanda sacrifícios: exercícios, dieta e renúncia ao paladar. Quem tem um ideal ou um projeto de vida jamais está cansado ou desgostoso. São quatro coisas para ter em mente e aos poucos trocar pela lista de remédios e de preocupações.

Quando a doença já se instalou, as técnicas de ioga servem para limpar o corpo e a mente, semeando a mudança. Os *pranayamas*, ou exercícios respiratórios, são um bálsamo para os problemas modernos de ansiedade e pânico. Segundo o próprio Freud, a raiz de todos os transtornos mentais é nada mais nada menos que a ansiedade. Todos os milhares de variantes neuróticas relatados pela literatura médica partiram de uma crise de ansiedade. O estado ansioso gera gasto energético e exaustão desnecessários. Prova de que a cabeça manda no corpo, infelizmente na maioria das vezes para pior. Por isso, esvaziar a cabeça de preocupações é o primeiro passo para sermos saudáveis.

Mas como manter a cabeça funcionando bem? As escrituras de ioga nos dão a chave: quanto mais tivermos a respiração sob controle, mais a mente permanecerá sob controle. Simples assim! Aos poucos, somos capazes de enfrentar os momentos de grande dificuldade sem desespero, mantendo a serenidade e encontrando saídas de forma mais rápida.

Se você ainda não está convencido, experimente um exercício simples e prático: olhe um bebê chorando e imite sua respiração. Depois de alguns instantes, você sentirá exatamente o que esse tipo de respiração (rápida, sucessiva e peitoral) provoca: angústia e até vontade de chorar. O contrário também é verdadeiro. Para quem está ansioso e precisa dormir, tenho uma receita melhor do que contar carneirinhos. Contar respirações. Basta colocar as duas mãos sobre o abdome, controlar a respiração a fim de torná-la profunda, regular e bem lenta. Então se começa uma contagem regressiva do 100 ao zero. Aposto que a maioria não conseguirá passar do 50 e logo adormecerá... A respiração manda em nosso estado mental. Aliás, esse é o melhor atalho para acalmar os pensamentos. Não dá para controlar os pensamentos, mas é possível controlar a respiração.

E quando tudo isso falha? Nesses casos, recomendo uma boa corrida ou 12 saudações ao sol. Feito isso, deita-se de costas no chão, na postura do cadáver (*savasana*). Não adianta deitar e ficar olhando o teto: comece a contar suas respirações. Aliás, se você estiver pensando muito, significa que não praticou o bastante. Volte ao tapetinho para mais uma sessão. Quando o corpo fica realmente cansado, ele se dissolve no chão e o sono chega em seguida. É melhor perder meia hora em todo o processo do que passar três horas rolando na cama, pensando em bobagens...

Quando você estiver de fato adoentado ou não tiver forças nem ânimo para nada, simplesmente observe suas reações. Não tente controlar, julgar ou modificar seu estado. Apenas assista. Esse é outro dos ensinamentos de todos os grandes mestres, em especial os budistas. Cultivar o olhar do observador nos ajuda a enfrentar os problemas de forma mais serena, sem tanto envolvimento emocional e, consequentemente, físico. Somos um só. A separação corpo-mente-espírito funciona apenas na teoria. Acessar nossa origem, aquilo que realmente somos, nos traz de volta para casa. E nossa casa é sempre um lugar onde o conforto e a tranquilidade imperam.

O pensar integrado foi uma necessidade de sobrevivência para mim. Na Índia, era impossível tentar isolar fatores e querer resolver os problemas de forma fragmentada. Ou eu usava tudo que tinha à disposição ou ficaria tocando apenas a superfície dos sintomas. Muitas vezes, a cabeça inventa justificativas, condições e doenças que não existem para resolver um problema emocional. Então é preciso acessar a mente por outro caminho, utilizando técnicas físicas para minar sua resistência. O *insight* psicológico garante o entendimento, mas não a mudança. Precisamo-nos reinventar para modificar hábitos arraigados. Quando corrigimos problemas de alimentação, físicos e de projeto de vida, o sofrimento mental é aliviado ou até desaparece por completo. Cabeça e corpo reagem sempre juntos.

Se tentamos viver de forma mais saudável, bebemos água pura, nos alimentamos e nos exercitamos corretamente, é bem provável que nos mantenhamos mais próximos do equilíbrio e fiquemos menos sujeitos ao sofrimento mental.

A ciência ainda teima em tentar isolar fatores da longevidade: primeiro o azeite de oliva, depois o ômega três, e assim por diante. Mas a natureza, que é a mãe do corpo humano, não age isolada. Assim, a forma como vivemos é fundamental para confirmar ou não a nossa herança genética.

Ao entrarmos em contato com a natureza, desenvolvemos um grande bem-estar. Todos apreciamos estar mais perto do mato, da água e da terra. Todos gostaríamos de respirar ar puro. Quando isso acontece, gradativamente nos readaptamos e somos capazes de reconhecer as leis da natureza. Com isso ganhamos mais liberdade e plenitude, tornando-nos capazes de identificar os sinais de exaustão ou fadiga. Basta uma leve coceira na garganta ou nariz espirrando para sabermos que devemos parar e corrigir algo. Quando a cabeça entra em parafuso, olhamos o nascer do sol para nos lembrar de quem realmente somos. Nossas preocupações se dissolvem quando o sol se põe e dormimos o sono dos justos.

Tudo de que precisamos esteve um dia ao alcance dos olhos, dos pés e das mãos. Em alguns lugares, ainda está. É nas grandes cidades que nos perdemos naquilo que foi criado artificialmente pelo homem e recebeu um valor maior do que realmente tem. Nas metrópoles, nos distanciamos da terra; hoje é quase impossível enxergar o horizonte. Cimentamos o chão, canalizamos a água e isolamos o ar em ambientes fechados. Conseguimos aprisionar e controlar sua temperatura, umidade e "pureza", fazendo-o circular por aquecedores e filtros. Criamos uma falsa sensação de proteção e segurança. Mas o que precisamos é justamente do contrário. É respirar ar puro, é mergulhar na água limpa e fresca e esfregar o corpo com areia e lama. E deixá-lo ser acariciado pelo vento e pelo sol.

Minha ideia de usar a ioga como terapia serve muito mais à prevenção do que ao tratamento. Surgiu da real necessidade de integrar a pessoa como um todo, tratando-a de forma global. Por isso a **terapia integrativa** une a lógica que rege nosso modo de pensar com a antiga filosofia das práticas ancestrais. Usam-se a percepção, os sentidos, a atenção aos detalhes e o histórico para montar um tratamento que possa corrigir os problemas apresentados pelos pacientes. Tudo é importante na avaliação de cada pessoa. Ensina-se o outro a se fortalecer, a se enriquecer e a tornar-se mais independente. O paciente aprende a se responsabilizar pelos próprios atos, a encarar as culpas e os medos com coragem e a não apontar o dedo para os outros.

Acredito que cada um deve ser capaz de desenvolver um novo olhar e um novo aparato físico e mental, pois, na prática, trabalhamos corpo e mente ao mesmo tempo. Mas só nos transformamos quando isso surge de uma necessidade interna. Esse modo de pensar rompe as barreiras tradicionais do *setting* terapêutico. Não existem fórmulas nem teorias a ser seguidas, apenas a vontade de remover os obstáculos para que surja o que cada um tem de melhor, de especial.

O resultado prático é uma remodelação completa do estilo de vida, cujos benefícios dependem única e exclusivamente do empenho e da disciplina de cada um. O terapeuta basicamente orienta, acompanha e estimula o processo de mudança. É impossível isolar uma parte da nossa vida e tomar um pedaço pelo todo. Ou entendemos o mundo e a nós mesmos ou não entendemos nada. É na essência de cada um que encontramos aquilo que nos torna especiais, únicos.

A técnica ensina a reativar no outro a chama da individuação, que capacita cada um a cultivar seu próprio ser. Quando desenvolvemos essa sabedoria, cada um toma o próprio destino nas mãos e escolhe o que quer para o futuro, tornando-se um *swami* – aquele que é senhor de si mesmo.

As palavras, as escrituras e os textos antigos têm uma clara mensagem a transmitir. Basta que cada um de nós decifre o seu significado. O grande objetivo foi sempre a descoberta de quem realmente somos – por trás do que aparentamos ou do que

A terapia integrativa

pensamos ser. Por isso acredito que quando deixamos de desenvolver nosso verdadeiro potencial adoecemos.

Para descobrir quem somos, os *Ioga sutras* afirmam: *Ioga Citta Vritti Nirodah* – ioga acontece quando cessam as flutuações mentais. E em seguida: *Tadah Drastu Svarupe Avasthanam* – é apenas quando isso acontece que podemos realmente descobrir quem somos e repousar em nosso próprio ser (essência).

Decidi passar mais tempo na Índia para buscar nas antigas escrituras as mensagens que estavam nas entrelinhas e ninguém tinha explicado. Para resgatar a sabedoria que estava escondida, mas continua sendo verdadeira milhares de anos depois. Existe uma ordem que rege a vida e as escrituras são claras em proclamar que o darma, ou virtude, é o que de mais importante devemos perseguir. Levar uma vida honesta, justa, que possibilite a cada um de nós ser aquilo que somos de fato. Que nos permita ver além do plano imediato de consumo ao qual normalmente estamos tão atrelados. Que nos faça mais humanos, menos destruidores e aproveitadores, e, por fim, nos torne capazes de enxergar o mundo como um lugar a ser reverenciado e não explorado e usurpado.

Quando isso ocorrer, os templos, as igrejas, as sinagogas e as mesquitas deixarão de ser necessários. O simples encontro verdadeiro de dois seres humanos será um momento de profunda reverência, em que poderemos apreciar as capacidades, qualidades e características únicas do outro e deixaremos de lado o "eu" e o "meu". Então a saudação *namaste* fará sentido e poderemos saudar com nossa alma a alma que habita o corpo do outro. Se isso for verdade, os deuses que habitam nosso coração poderão conversar e já não será preciso rezar.

"Sem a intoxicação do sangue (toxemia), a doença não pode se manifestar. Quando temos energia suficiente no sistema nervoso, o funcionamento orgânico é normal. Mas a enervação coloca em xeque a eliminação de toxinas e resíduos, produtos normais do metabolismo. As chamadas doenças são apenas tentativas do corpo de se livrar desses resíduos por diferentes meios."

DR. JOHN TILDEN

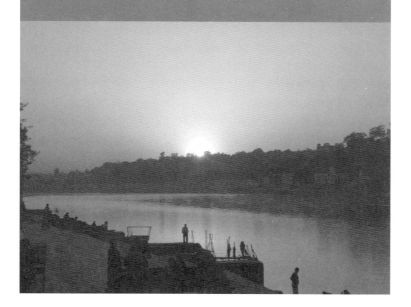

11 Antes de apelar para os remédios

existem formas naturais de combater a intoxicação e, assim, reverter pequenas manifestações agudas de determinadas doenças. Com calma e persistência, é possível até mesmo frear o progresso de doenças mais graves ou crônicas. Mas o caminho passa por purificação e correção alimentar, que levam tempo e são bem mais tortuosos que tomar comprimidos. Talvez por isso poucos tenham a disciplina necessária para seguir o tratamento e as diversas restrições que este impõe. A opção natural provoca crises de expulsão das toxinas, que, vistas por um ângulo, parecem exacerbar o problema prévio e agravar a condição existente. Por isso muitos abandonam o tratamento no meio.

Algumas regras simples de alimentação são capazes de aliviar os mais diversos tipos de problemas de saúde, como dores de cabeça e de estômago, mal-estar, cansaço, falta de apetite, acidez, excesso de ansiedade, resfriados, alergias, depressão etc. Pude comprovar seus resultados práticos com os pacientes e comigo mesmo.

Como dizia Swami Anubhabvananda, a língua é o único órgão que, por mais que se coma, jamais engorda. E eu completo: jamais se cansa de experimentar antigos e novos sabores. O paladar realmente desconhece qualquer limite. Ao deturpar a mente, ele é um dos maiores inimigos para a recuperação e a manutenção da saúde. Nos *ashrams*, vi pacientes que retornavam três ou quatro vezes por ano. Perdiam peso, saíam de lá felizes e engordavam tudo de novo. Então, voltavam a se internar. Eram escravos do paladar.

Nosso corpo se comunica por meio de sinais. Se estivermos atentos a eles, logo perceberemos os primeiros indícios de intoxicação e poderemos tomar as medidas necessárias para corrigir o problema antes que ele vire doença. Porém, se ignorarmos dores, coceiras na garganta, nariz escorrendo e sensações estranhas e ruins, em geral duas situações se manifestam: o corpo resolve o problema sozinho ou caímos doentes.

Vamos às regras:

Coma apenas quando realmente tiver fome

Essa é a primeira e também a mais importante. Hoje em dia não faltam eventos, encontros sociais, reuniões de amigos e *happy hours*. Nessas ocasiões, superestimulamos exaustivamente estômago, intestinos, pâncreas e fígado. Quando não são as grandes refeições, é um lanchinho, um drinque, petiscos, um café (de preferência com açúcar ou adoçantes químicos), um refrigerante ou uma cervejinha. Tudo isso exaure e desgasta prematuramente nossos preciosos órgãos digestivos e nossas glândulas.

Uma dica para cortar a vontade de comer, doces em especial, é escovar os dentes logo após as refeições. Isso traz uma sensação de frescor na boca e assim se evita recomeçar a comilança, como é normal fazer em festas. A outra dica é evitar o sal. Diminua as porções de sal que coloca na comida quando cozinha e retire o saleiro da mesa. O fígado e os rins agradecem.

A fome é o único indício de que o corpo está pronto para fazer a digestão.

Coma menos do que acha que precisa

No livro Hatha Pradipika, de Swatmarama, escrito há mais de 600 anos, explica-se o conceito de *mitahara* (moderação): devemos comer o suficiente para ocupar apenas a metade do espaço livre do estômago, beber ¼ do espaço e deixar ¼ livre para os movimentos peristálticos e de contração do órgão. Mas eu sempre me perguntei: como saber que já enchemos metade da capacidade do estômago? Apalpar a barriga? Usar um aparelho de raios X portátil? Na prática, a saída é mais simples. Basta comer menos do que somos capazes e sair da mesa com uma leve sensação de ainda poder repetir. Na natureza, os animais comem o alimento que está disponível, e não até se entupirem. Isso é um privilégio humano. Quando ainda estamos sentados e recusamos a terceira sobremesa por falta de espaço, pode ter certeza de que o estômago não sabe por onde começar a digestão nem tem espaço físico para isso. Estamos lotados. É como encher o carro com oito pessoas e tentar subir uma ladeira. O esforço necessário para isso triplica e existe grande possibilidade de o carro não conseguir cumprir o desafio.

Outro mito é a ideia de que precisamos manter o estômago sempre com alimento para digerir. Isso não faz nenhum sentido. O estômago, assim como todos os órgãos (com exceção do coração e dos pulmões, que descansam a cada ciclo), precisa fazer uma pausa. Além disso, a quantidade e a qualidade do suco gástrico são reguladas automaticamente. Se fosse preciso estar sempre de barriga cheia, acordaríamos passando mal, depois de ficar seis a oito horas em jejum, dormindo. Em condições normais, isso nunca acontece.

Ao contrário, terminar de jantar cedo, por volta das 20h, é o ideal. Recomendo manter um intervalo de três horas entre a última refeição e o momento de dormir. Assim, acordamos mais leves e com muito mais disposição. O contrário acontece quando comemos tarde e vamo-nos deitar, prova de que manter o estômago cheio não faz bem. A ideia de que dormir de barriga vazia causa pesadelos é ilusória. Dormimos bem quando já tivemos tempo de fazer a digestão – ou ao menos parte dela. À noite, a digestão se torna mais lenta e sobrecarregar o organismo antes de dormir é pedir para ter problemas. Claro que hoje, quando se chega em casa em geral depois das 20h, fica difícil jantar cedo. Por isso, prefira algo leve, como sopa ou legumes cozidos, algo que facilite o trabalho noturno que os órgãos terão de empreender enquanto você dorme.

Mastigue corretamente

Essa ideia simples e eficaz foi introduzida por Horace Fletcher. Depois de quase se aposentar por invalidez, ele, que era vendedor, resolveu experimentar o conselho de um amigo: mastigar, mastigar e mastigar, muito mais do que gostava ou estava habituado. Deu certo. Fletcher perdeu peso, ganhou em vitalidade e saúde e aos 50 e 60 anos mostrou toda sua força levantando pesos em testes de força que impressionaram até mesmo os médicos.

Devemos mastigar a comida até que ela seja amolecida, umedecida e deglutida. Quando mastigamos e liquefazemos aquilo que está na boca, o organismo naturalmente nos pede para engolir o alimento. Em geral, isso acontece um pouco depois do tempo que normalmente despendemos para mastigar e varia com cada tipo de comida. Ou seja, torne-se um adepto da *slow food*. Se não há tempo para comer com calma e tranquilidade, melhor ficar sem comer... Comer um sanduíche andando pela rua ou pelo corredor do escritório, cheio de preocupações e ansiedade, é o caminho para a indigestão. Comer tenso ou nervoso significa, na prática, pedir para passar mal.

Por que devemos mastigar bem? Porque engolir a comida antes da hora faz o estômago trabalhar muito mais para digerir o que foi deglutido. Além disso, ao mastigar pouco, comemos mais rápido do que o cérebro é capaz de processar os sinais do estômago, e daí tendemos a achar que ainda estamos com fome e a comer em demasia. Quando o cérebro se dá conta, já não cabe nada. Então vem aquela sensação de peso, quando na verdade já passamos do limite faz tempo.

Como os órgãos têm de fazer o máximo esforço para tentar digerir os blocos de comida que foram ingeridos sem mastigar, isso causa um baita gasto energético. Sentimos isso como letargia, cansaço. E, se ainda por cima não tivermos esse tempo para fazer a digestão, ela simplesmente vai parar no meio do caminho, processo que os médicos chamam de estase.

Há mais de um século um médico estudou a digestão em cachorros e percebeu que se fizesse os animais se exercitarem depois de comer a digestão parava, uma vez que ela só acontece quando não fazemos esforço excessivo. Do contrário, o cérebro tem de escolher: ou manda sangue para os músculos ou para o estômago. Por isso fazer a sesta é tão importante.

Três coisas acabam com a digestão: a primeira é o esforço excessivo depois de comer. A segunda é ingerir qualquer bebida gelada. Isso foi constatado pelo dr. William Beaumont, que observou o funcionamento do estômago de Alexis St. Martin (que teve o abdome ferido e o estômago exposto). Quando o paciente ingeria água gelada depois de comer, os movimentos do estômago simplesmente paravam.

O terceiro inimigo da digestão é o medo ou o susto. Quando foi dado de comer a dois gatos e em gaiola próxima foi colocado um cachorro, o gato que estava mais perto do cachorro travou sua digestão. Isso foi comprovado por meio de raios X do estômago do bicho. Passado o perigo, a digestão voltou ao normal.

Em resumo, se você deseja digerir bem, não coma quando estiver estressado, não tome bebidas frias ou geladas depois de comer e não se meta a fazer tarefas pesadas logo depois de se alimentar. Não é à toa que os italianos e muitos europeus trabalham até meio-dia e depois param por pelo menos três horas antes de seguir para o turno da tarde. A dieta mediterrânea faz muito bem, mas ninguém se deu conta de que a pausa digestiva é tão ou mais importante para o resultado final. Se fosse puramente pelos hábitos alimentares, como se pensava, os italianos seriam os reis da gastrite, de tanto café expresso que tomam.

Mexa-se

A necessidade que o corpo tem de movimento não é novidade, mas pouca gente dá a devida atenção a isso. Não se deve pegar na enxada depois de comer, mas uma simples caminhada com calma promove um bem-estar danado. O movimento ajuda na digestão. Basta ver que o primeiro sintoma de que sofrem aqueles que ficam de cama é a constipação. O intestino simplesmente para sem razão aparente. O corpo funciona de forma conjunta e deve ser estimulado e cuidado todos os dias.

O ideal é fazer algum tipo de exercício diariamente, mesmo que seja uma simples caminhada, com duração entre 40 minutos e uma hora. Isso melhora a circulação, a digestão, o humor e ainda ajuda a queimar calorias extras. Em consequência, dormimos melhor. Para isso, não existe limite de idade. Do nascimento ao último suspiro, nosso corpo demanda movimento. Nosso atual estilo de vida restringiu muitas oportunidades que tínhamos antigamente de nos exercitar, o que foi agravado pelo uso excessivo do automóvel.

Antes de apelar para os remédios

Na Índia, vi muitas mulheres que ainda lavavam roupa no rio e não raro tinham de andar longas distâncias para coletar água de poços. Haja perna, braços e resistência física para carregar as roupas e os baldes, andar bastante, esfregar os tecidos na pedra e depois voltar com tudo úmido em cima da cabeça.

Mas nós, que passamos o dia inteiro sentados na frente do computador, que vivemos em redomas de ar condicionado dentro do carro e nos escritórios e cujas solas dos pés nunca tocam a terra, precisamos no mínimo suar um pouco a camisa para ajudar a abrir os poros e a colocar as toxinas para fora. Aliás, o cheiro do hálito e do corpo em geral são ótimos termômetros para saber como anda a saúde. Se o seu hálito ou o seu suor cheiram mal, pode ter certeza de que esse é um alerta de intoxicação e acúmulo de toxinas. O mau hálito constante é consequência de problemas estomacais, em especial de indigestão crônica.

Se está nervoso, enjoado, doente ou com febre, não coma

Erramos em achar que quando estamos com febre, fracos e ansiosos precisamos comer para melhorar. Atualmente, todo e qualquer estado emocional é desculpa para nos permitirmos qualquer indulgência, como um chocolate. Nada podia estar mais errado do que isso.

A verdade é exatamente o oposto. Quando o corpo adoece, precisa eliminar bactérias e vírus para retomar seu equilíbrio dinâmico normal (homeostase). Toda a energia existente deve ser poupada e canalizada para isso. Quando estamos fracos, a potência do fogo gástrico diminui e tendemos a não digerir muito bem. Por isso, alimentar em excesso um corpo doente é alimentar seus vírus e bactérias.

Quando temos febre, o organismo eleva sua temperatura para "cozinhar" os germes. Junto com ela, vem o cansaço e nos sentimos indispostos. Tudo para que fiquemos de molho, quietinhos, ajudando o corpo a sarar. Não é verdade que quando não estamos bem a primeira coisa que vai embora é a fome? Por que será? Para preservar energia. Digestão exige muita energia, fator crucial para que o corpo expulse os invasores.

Mas em geral ignoramos esses sinais e tomamos um monte de remédios para suprimir as dores, cafeína para ganhar ânimo e, claro, comemos bastante para fortalecer o corpo. Três enganos que exaurem as reservas energéticas do corpo, que já estava debilitado. O processo se agrava em idosos e em pessoas de constituição mais frágil.

Em vez disso, tomar bastante água ou suco de fruta, repousar e cortar toda a atividade física e intelectual que não seja estritamente necessária é o caminho para abreviar qualquer tipo de doença. Alguns amigos me perguntam se devem praticar ioga quando estão doentes. A resposta é: de jeito nenhum. Nem ioga nem qualquer exercício. O ideal é apenas descansar, ler um bom livro ou assistir a um filme que não provoque emoções intensas. Porque a gente é o que come, bebe, respira e também o que vê na TV.

Jejue sempre que for necessário "reiniciar" o organismo

Talvez esta seja a prática mais difícil. Para desintoxicar o corpo é necessário, de início, desalojar as toxinas dos tecidos. Assim como aquilo que comemos nos constitui, o inverso é verdadeiro. Precisamos forçar o catabolismo para que o corpo expulse as toxinas, e para isso a melhor receita é uma só: o jejum. E quando a doença já está instalada? Esse é o problema mais comum de todos nós.

Em naturopatia não existe um remédio para cada doença. Está com febre? Jejum. Com gripe? Jejum. Com artrite? Jejum. Além disso, enemas para livrar o trânsito intestinal, limpezas de

Antes de apelar para os remédios

ioga para reequilibrar o organismo e práticas suaves para voltar a ter energia. Depois, uma dieta para reconstruir o corpo de forma correta. Aliás, a medicina moderna segue os mesmos princípios que Hipócrates prescrevia 2 mil anos atrás. Quando alguém vai ser operado, o que o médico prescreve? Jejum. Certas coisas não mudaram com o tempo. E são essas algumas das leis naturais que redescobri em minhas andanças.

Quando eu estava na Índia, tive uma crise séria de gripe com febre alta. Começou aos poucos, com 37,5°, e foi piorando. No terceiro dia, tive mais de 39°C e não conseguia sair da cama, mas decidi que não ia tomar remédios para baixar a febre nem para diminuir a dor. Resolvi aguentar o processo e dar tempo ao corpo para que se recuperasse sozinho. Como eu estava no *ashram*, podia me dar ao luxo de ficar completamente em repouso por dois ou três dias. Alguém me substituiria nas aulas, e os atendimentos no consultório seriam cancelados durante esse período.

Jejuei e tratei de eliminar as toxinas, ajudando o corpo com enemas nos dois primeiros dias. No terceiro dia tomei suco de laranja diluído em água e a febre foi baixando. No quarto, ingeri sopas e caldos. No quinto, estava quase bom. No sexto, sarei. Claro que demorei um pouco para recuperar completamente o fôlego, a fome e o ânimo, e que só foi possível jejuar porque eu estava num *ashram* e não precisava me dividir entre tarefas domésticas, escritório, filhos. Mas sou a prova viva de que parar de comer, ficar em repouso e deixar o organismo se desintoxicar podem ser medidas tão eficazes quanto os remédios. Isso demanda determinação e força de vontade extremas, mas vale a pena. Segundo o dr. Nisal, ao passar por uma crise dessas, ficamos imunizados por um bom tempo, fortalecemos as defesas e a capacidade do corpo de enfrentar sozinho eventuais invasores. Os remédios, ao contrário, costumam debilitar nossas defesas.

Sentiu mal-estar, dor de barriga, frio na espinha, flatulência ou arrotos esquisitos, é hora de parar de comer e dar um tempo para o estômago se refazer. Repouso e sopinha vegetariana, se possível. Quando o estômago reclama ou grita, é melhor dar atenção. Do contrário, fígado e rins sofrem silenciosamente até descobrirmos que o problema já passou dos limites. O jejum promove maravilhas no corpo. Não é à toa que quase todas as religiões o observam. Essa prática é tão antiga que era recomendada por médicos como Asclepíades e reconhecida por Hipócrates, Galeno e Paracelso. Durante o jejum, o corpo tem a possibilidade única de concentrar os esforços em eliminação e reconstrução celular. Por isso, todos os outros processos são suspensos, inclusive a digestão. O corpo concentra-se em atacar os invasores e reaproveitar o material deixado para trás pelas células mortas.

No entanto, alguns cuidados são importantes. Em geral, o jejum não afeta nenhum sistema ou órgão vital, mas se surgirem dores de cabeça persistentes, diarreia, vômitos e fala confusa é melhor encerrá-lo e voltar a uma dieta líquida (o mais leve possível). Durante o jejum, os aminoácidos liberados pela quebra de células mortas promovem a regeneração das novas células saudáveis e, consequentemente, dos tecidos do corpo. Como poupamos os órgãos digestivos, o processo de eliminação e regeneração é acelerado. Essa é a lógica de suprimir a comida para sarar mais rápido, mas é fundamental saber quebrar o jejum, pois uma volta imediata aos hábitos antigos pode piorar a condição do doente.

Em resumo, devemos tratar a cabeça e o corpo cuidando de uma tarefa de cada vez. Primeiro, desintoxicação, limpeza e repouso. Depois, quando a fome vier e a febre for embora, gradativamente voltamos a comer, de início ingerindo líquidos, sopas, purês e afins. Aliás, a quebra gradativa do jejum é fundamental para garantir uma recuperação saudável, uma vez que o corpo continua fraco e a capacidade digestiva ainda não foi restabelecida.

"O ideal de beleza cria um desejo de perfeição, introjetado e imperativo. Ansiedade, inadequação e baixa autoestima são os primeiros efeitos colaterais desse mecanismo."

RACHEL MORENO

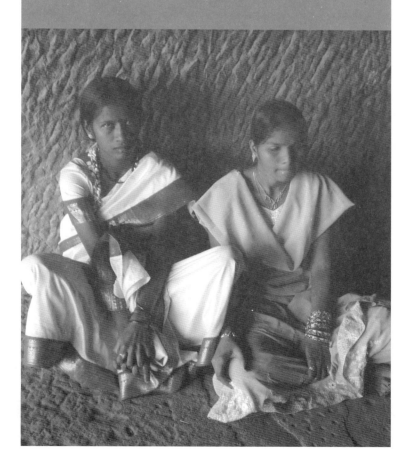

12 Especial para as mulheres

Resolvi dedicar um capítulo exclusivamente às mulheres porque, com a tirania da beleza e da moda, muitas delas se veem escravas de roupas apertadas, salto alto, excesso de maquiagem, produtos de beleza, três armários cheios de roupa, outro lotado de acessórios e um banheiro abarrotado de cremes e cosméticos. É tanto creme que não entendo como elas não se confundem. Tem loção para as mãos, para o corpo e para o rosto. Antirrugas e antienvelhecimento. Um para antes de dormir e outro logo ao acordar. Um protetor e um hidratante, um que é a base e outro que precisa ser aplicado por cima deste. E dá-lhe dinheiro para manter esse estoque sempre em dia.

Até aí, tudo relativamente bem. Digo relativamente porque, além de gastar um bom dinheiro com isso, quando abusamos de cosméticos, corremos o risco de fazer mal à pele em vez de cuidar dela. Desde crianças, as mulheres são ensinadas – seja na escola, seja em casa – a se produzir, se arrumar, e que isso é inerente ao universo feminino. Porém, nos dias atuais é muito fácil avançar o sinal e exagerar na dose. Cuidados excessivos também podem ser um problema, principalmente pelo excesso de química que todos esses produtos despejam no corpo. Além

disso, hoje as mulheres começam a se produzir cada vez mais cedo e utilizam um sem-número de produtos
 Não raro, acompanhei pacientes mulheres que tinham, além de dores, vários problemas de pele, como eczemas, acne, psoríase etc. Em princípio, essas moléstias têm um fundo hormonal e nervoso, mas segundo a ayurveda todas as doenças de pele têm em comum a contaminação do sangue e o entupimento dos poros. O sangue tenta isolar os invasores – seja depositando-os em locais nos quais a circulação é mais lenta (as articulações), seja tentando expeli-los pelos poros e órgãos de excreção. Por isso, os problemas de pele normalmente são recorrentes, crônicos e, mesmo quando bem tratados, demoram muito para sarar. A pele espelha a qualidade do sangue, e para filtrá-lo precisamos entrar em uma dieta rigorosa e continuada, às vezes por meses a fio. São dois os grandes sistemas de filtração do sangue: o fígado e os rins. Assim, é fundamental cuidar daquilo que comemos e bebemos para tratar doenças dermatológicas.
 Exagerar na maquiagem pode piorar a saúde dos poros, que já não andava lá muito boa. Com o tempo, eles se fecham ainda mais e os problemas se tornam crônicos. Uma alternativa natural para cuidar da pele é fazer cremes de frutas como mamão e abacate e babosa. Basta abrir a folha da planta para ter um ótimo creme nutriente. Também podem ser feitas máscaras de tratamento com argila, cúrcuma e iogurte, se necessário. Antes de sair besuntando a cara com produtos químicos, sulfatos, laureatos e cloretos de sódio, analise se realmente precisa deles. Muitas mulheres têm a pele ótima, seja por graça divina seja por herança genética. Embora a publicidade negue, nem todos precisamos nos encher de cosméticos.
 Deixe a pele respirar mais, pelo menos à noite. A oleosidade natural já se encarrega de hidratá-la e não é necessário se besuntar de hidratante para dormir, por exemplo. Se for o caso, um pouco de óleo natural de coco ou de amêndoas pode dar

plena conta do recado. Procure usar sempre óleos orgânicos, sem aditivos, corantes ou produtos químicos.

Outro problema que as mulheres tendem a apresentar mais do que os homens é dor nas costas. Na Índia, isso era em grande parte fruto da obesidade, que as atinge em cheio após os 40 anos. Com a melhoria do nível econômico mas não cultural, as pessoas passam a comer muito além da conta, especialmente salgadinhos sem qualquer valor nutritivo. As mulheres indianas, que na maioria ainda vivem em função da casa e não fazem qualquer atividade física, sofrem bastante com isso. Elas engordam e depois o excesso de peso provoca dores nas costas e nos joelhos, eventualmente pressão alta e arteriosclerose. O coração fica sobrecarregado e as juntas, artríticas.

No Brasil, outro grande causador das dores nas costas é o salto alto. Não há dúvida de que o salto deixa as mulheres mais elegantes, mas quem usa salto todos os dias pode perder a flexibilidade na planta dos pés e mantém a panturrilha (batata da perna) constantemente contraída. Fora isso, é cada vez mais comum as mulheres terem joanete, por conta do uso excessivo de sapatos apertados ou com salto.

O resultado imediato são cãibras, dores recorrentes nas pernas e nas costas e má circulação, o que gera varizes e inchaços. Depois podem surgir dores nos joelhos e desvios de coluna, que sobrecarregam a região lombar ou provocam patologias mais sérias, como hérnias de disco. Assim, procure reduzir o número de dias em que usa salto, bem como diminuir a altura deste. O ideal seria usá-lo apenas em ocasiões especiais, como festas. Se você não dispensa esse acessório, a alternativa é de tempos em tempos efetuar massagens nos dedos e na sola dos pés, alongar as pernas e a coluna. Compre aquelas bolinhas fisioterápicas e esmague-as com os pés para recuperar a circulação e a correta pressão do pé no chão. Movimente sempre os tornozelos e massageie as panturrilhas. Isso restitui a circulação normal das pernas e evita maiores complicações futuras, embora não resolva o problema. Existe também um estranho hábito feminino que nunca entendi direito. Grande parte das mulheres usa apenas o banheiro da própria casa. É só saírem que imediatamente a capacidade de eliminação se interrompe. Mesmo morrendo de vontade, são capazes de ficar horas a fio sem ir ao banheiro para fazer xixi. Cocô, então, são capazes de reter dias, em especial se estiverem viajando. Puns e arrotos ficam eternamente presos, vagando entre o estômago e os intestinos, uma vez que a mulher educada "não faz essas coisas" nem sozinha. O resultado é dor abdominal e pressão na área do peito. E dá-lhe pastilhas para isso. Obviamente, reter gases causa, no mínimo, enorme desconforto. A explicação é lógica. Como o gás acumulado não pode sair, ele distende as paredes dos intestinos, o que dói bastante. Na Índia, nem homens nem mulheres têm esse problema. Por onde passei, puns e arrotos são comuns entre os dois sexos.

Se a coisa for mais além e a mulher se acostumar a reter também a vontade de fazer xixi, além do desconforto pode ocorrer distensão da bexiga e aumento da pressão renal. Tudo isso contribui para gerar infecções, graças à urina acumulada que devia ter sido eliminada. Para piorar, quando se retêm fezes nos intestinos o próximo passo é a constipação. Isso porque o reto tem sensores que avisam o cérebro quando é hora de ir ao banheiro e dar início às contrações para sua expulsão. Mas, como qualquer alarme, depois de um tempo vai-se a bateria e o corpo acaba entendendo que não é possível esvaziar os resíduos por qualquer motivo de força maior. Então, simplesmente cessam os avisos e a vontade de ir ao banheiro desaparece. A água é reabsorvida no intestino grosso e as fezes endurecem, aderindo às paredes internas. Da próxima vez, vai ser preciso fazer muita força para expeli-las – o excesso de força e a dureza das fezes machucam a mucosa interna e podem causar hemorroidas. Se o mal persistir, pode gerar até a chamada fissura anal, que requer cirurgia e muita paciência para a cicatrização.

Além dessa cadeia de sintomas, também podem ocorrer assaduras, irritações constantes da mucosa, intolerância, inflamação dos intestinos etc. Por isso é fundamental atender aos chamados naturais sempre que eles aparecerem. Esteja onde estiver, faça o que tem de fazer. Seu corpo vai agradecer. Mulher que não vai ao banheiro sente dores abdominais, dorme mal e está quase sempre irritada.

Mais um conselho: quando for dormir, tome seu banho normalmente, limpe-se direitinho e pronto. Não se encha de desodorante ou perfume. Se você é daquelas pessoas que não imaginam deitar-se sem estar cheirosa, duas gotas atrás de cada orelha são suficientes. Ao contrário do que muitas mulheres imaginam, os homens preferem o cheiro natural da companheira à infestação de desodorante. Acredite: encher as axilas de cloridrato de alumínio não é a melhor opção ao longo do tempo.

Receitas (caseiras) para eliminar constipação e hemorroidas

Se você já está sofrendo de constipação, não se desespere. Existe uma série de medidas que podem ser tomadas para melhorar e até reverter esse quadro. Vou enumerar as de efeito mais imediato:

- Pela manhã, tome dois copos de água morna com suco de limão (pode ser adoçada com um pouco de mel) e vá ao banheiro. Não faça força; se a vontade não vier, tome mais dois copos e espreguice-se, procurando movimentar o tronco. Alongue as costas para trás e depois dobre o corpo para a frente. Siga o mesmo processo para os lados e volte ao banheiro. Repita toda a sequência até a vontade aparecer. Acredite, ela vai surgir.

Vejamos algumas sugestões de práticas desintoxicantes:

- Café da manhã: segunda – mamão com aveia e sementes de linhaça; terça – uvas com iogurte e germe de trigo; quarta – maçãs e abacate polvilhado com farinha de aveia em pó; quinta – castanhas-do-pará, melão e peras; sexta – figos, ameixas e amêndoas descascadas, deixadas de molho por 12 horas.
- Faça um lanche à tarde apenas com frutas: peras maduras, uvas, ameixas ou papaia. Esses são os campeões contra a constipação.
- Corte pães, massas, bolachas, doces e tudo que levar farinha branca na composição.
- Evite ou diminua frituras, corte o café e os estimulantes.
- Inclua espinafre no cardápio todos os dias.
- Caminhe diariamente por até uma hora e massageie o abdome. Massagens com o punho no sentido da digestão (horário) também ajudam muito.
- Se praticar ioga, faça diariamente saudações ao sol e abuse das torções de tronco. Se tiver hemorroidas, pratique inversões (de modo que o quadril fique mais alto que o peito). Elas são ótimas para reverter o problema.
- Sempre que for ao banheiro, use uma ducha fria para limpar o reto.

Caso tudo isso não resolva, recorra a um enema a cada dois dias, até regularizar a situação com as medidas anteriores. Evite as lavagens do cólon e o uso prolongado de laxantes, que em longo prazo debilitam ainda mais a evacuação. Como as lavagens também são feitas de forma totalmente mecânica (sem nenhum esforço natural do corpo), elas enfraquecem as glândulas do reto e não possibilitam que o órgão recupere o tônus. Ou seja, as lavagens resolvem a crise, mas causam dependência. Qualquer semelhança com os remédios não é mera coincidência.

Prática para aliviar dores nas costas

Em geral, dores nas costas são fruto de postura incorreta ou de falta de tônus muscular, especialmente do abdome. Por isso, um bom programa de ássanas para fortalecer a parede abdominal e soltar a coluna pode ser muito benéfico.

- Ássanas para fortalecer a região abdominal: *uttanpadasana, pada sanchalanasana, pawan muktasana, shava udakarshanasana, naukasana*.
- Ássanas para fortalecer a musculatura das costas: *marjariasana, ardha bhujangasana, ardha shalabhasana* (com cada perna individualmente) e depois *saral dhanurasana* (variação mais simples). Em pé: *talasana, tiryaka tadasana*. Sentada: *parsva sukhasana, balasana, adhomukha svanasana*, torções laterais e *savasana*.

Observe se surgem dores em cada postura e corrija-as se necessário.

Citei apenas os nomes dos ássanas justamente para que você aprenda as posturas com um professor. É preferível procurar ajuda especializada a tentar fazer sozinha e correr o risco de se machucar. O instrutor experiente saberá adaptar ou modificar a série de acordo com a sua necessidade, explicando a correta forma de executar cada postura.

"Todas as práticas de ioga servem para ensinar-nos a controlar nossos comportamentos instintivos e involuntários. A mente deve ser mantida sob controle e treinada para estar sob o nosso comando, e não o contrário."

G. S. SAHAY

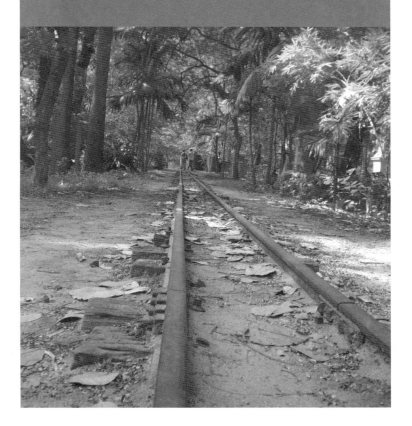

13 Como mudar: querer, saber e agir

Os *Upanishads* – parte final dos *Vedas*, antigas escrituras hindus – são uma das cinco fontes reconhecidas como autênticas na Índia. Essas escrituras explicam, há milhares de anos, como funcionam o mundo e a mente humana e consequentemente o que devemos fazer a fim de aproveitar nosso curto tempo na Terra para evoluir.

Lá é dito que se queremos mudar uma forma de pensar ou um hábito temos de nos tornar responsáveis pelo processo, ou seja, ser os próprios agentes dessa mudança. Antes de mais nada, é preciso querer, e muito. Mesmo quando queremos mudar, esperamos que alguém assuma essa tarefa por nós. Para a maioria de nós, a mudança acontece apenas em casos extremos, diante de um grande problema ou do fato de acreditarmos que o custo será menor que os benefícios.

Trocando em miúdos: se sofremos às vezes de dor de cabeça e ela passa com analgésicos, dificilmente nos empenharemos em buscar as causas reais. Isso vale para tudo. Se o vazamento de água da torneira é pequeno e não incomoda, passam-se meses ou até anos até que alguém se prontifique a consertá-lo.

Mas, se estivermos enfrentando um problema sério, sentimos urgência de obter uma solução. O que eu queria saber é por que algumas pessoas são capazes de mudar de vida, de virar a mesa e se reinventar, enquanto outras permanecem do mesmo modo?

De acordo com os *Upanishads*, existem três forças que regem a nossa capacidade de mudança: *itcha, jnana* e *kriya shakti*. Primeiro, a necessidade de mudança deve ser sentida. Sem o desejo, nada se concretiza e tudo se mantém como antes. É por isso que não acredito em convencer ninguém. Não temos esse poder. Um velho ditado diz que podemos levar o cavalo até o lago, mas ninguém é capaz de fazê-lo beber água. Uma vez presente o desejo, podemos ajudar a pessoa a concretizar o processo. Apenas isso. O terapeuta ou facilitador é apenas um auxiliar e não o motor do processo.

Mas então surgem os impedimentos para a mudança: os velhos hábitos, o paladar e o apego. Tome como exemplo as pessoas que fumam ou são dependentes. Todos sabem que o vício faz mal, mas para o dependente de álcool, fumo, drogas ou até mesmo de açúcar isso não importa, mesmo que elas sofram claramente os efeitos da intoxicação. O *Bhagavad Gita* explica por que isso acontece: "Para aquele que conquistou a mente, ela se torna o melhor amigo. Para quem é escravo dos desejos, ela se torna o pior inimigo". A grande maioria de nós se inclui na segunda categoria. Eu, por exemplo, adoro chocolate. Mesmo sabendo que bem não faz, é difícil deixar de comprá-lo.

Com os pacientes, a dificuldade é a mesma. Basta a situação desconfortável ou o problema se atenuar para que eles voltem aos velhos hábitos. E isso pode se arrastar por anos. Mesmo quando existe o desejo de mudança, precisamos saber por onde começar.

Jnana significa lógica, razão. *Jana shakti* é a segunda força, o poder da razão. Querer mudar é o primeiro passo, depois precisamos descobrir para onde apontar nossa bússola. Sem a informação correta, as pessoas recorrem aos mais bizarros tipos de simpatias, remédios, cremes, dietas, gurus e poções mágicas. Tudo na esperança de que algo traga alívio externo e milagroso aos problemas. Assim, o autoconhecimento e a aplicação da lógica são fundamentais.

Swami Sivananda exemplifica isso falando do desejo de parar de fumar. Normalmente queremos primeiro deixar de sentir a vontade de fumar e só então acreditamos estar prontos para parar. Mas ele explica que o processo deve ser o contrário. Primeiro cortamos a ação, ou seja, paramos. Depois, aos poucos, o desejo e o hábito se esvaziarão. Claro que o desejo retorna de tempos em tempos, mas é nessa hora que devemos manter firme nossa resolução e não voltar a tocar no cigarro. Basta um e voltamos a fumar, mas com o tempo a vontade se enfraquece cada vez mais, até sumir de vez.

A terceira força é a capacidade de execução, *kriya shakti*. Queremos mudar, sabemos como fazer, mas não temos a capacidade de pôr em ação o processo. Provavelmente, em virtude de um único culpado, o hábito, que tem raízes mais profundas que muitas árvores. Antigamente, na Índia, os *sadhus* (sábios pedintes) não podiam ficar mais de três dias num mesmo lugar. Tudo para evitar que, após terem conhecido algumas pessoas e se familiarizado com o local, se habituassem. Fatalmente viria a vontade de permanecer, criando o famoso apego. Era uma técnica para colocar em prática o intelecto *versus* o desejo.

Se eles não podiam ficar no mesmo lugar por mais de três dias, que dirá de nós, que moramos sempre na mesma casa por anos a fio, comemos a mesma comida, bebemos e fumamos às vezes por 30, 40 ou 50 anos? Esses hábitos se impregnam em nossa memória como um cinzel na rocha. Por isso é tão difícil apagar essas marcas e se desprender delas. Esse é o princípio do vício, qualquer que seja ele. Vários artigos científicos explicam como nos tornamos dependentes tanto de sal quanto de açúcar e como aprendemos a consumi-los ao longo da vida. Na prática, faz-se necessária muita determinação para nos livrarmos da escravidão dessa memória sensorial – e poucos conseguem fazê-lo. Mas nenhum esforço é perdido, e sempre que caímos devemos levantar e começar de novo.

Passei por isso ao mudar de país, de língua, de *ashrams*, de quarto e de tipo de comida. Primeiro é tudo estranho e sentimos uma falta enorme de casa, dos amigos. Queremos voltar a comer a comida caseira, bater papo com os colegas e estar com a família. Depois, aos poucos, aprendemos como devemos nos comportar, o que comer, encontramos outras formas de nos divertir. Começamos a conhecer pessoas, a fazer novas amizades, e nos sentimos confortáveis de novo. Por último, nos habituamos e então já não queremos deixar o local. A cabeça cria ciclos de formação e quebra de hábitos sucessivamente.

Na maioria das vezes, nossos desejos são tão fortes que mandam no intelecto. As pessoas gostariam de mudar, muitas têm até a informação necessária para isso, mas na hora agá são incapazes de realizar a mudança. Por isso também respeito aquelas pessoas que têm claramente uma índole difícil e mesmo depois de tentar deixar o hábito se rebelam com a seguinte frase: "Prefiro morrer fazendo o que gosto". A essas, minhas reverências; que continuem em frente com fé e determinação! Tentar mudar alguém que não quer ser ajudado é o caminho para o fracasso. A mudança é companhia constante e a única certeza de quem está vivo.

"Tendo em vista que você é um guerreiro, seu dever é lutar. E não há nada melhor para um guerreiro do que combater por justiça e pelo darma."

BHAGAVAD GITA

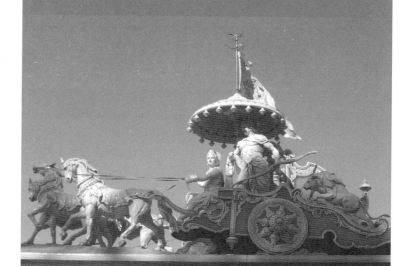

14 As pedras no caminho do darma

Segundo Gandhi, com a formação dos hábitos, construímos nossa personalidade e depois a cristalizamos forjando um caráter. A sociedade nos ensina que devemos ter uma personalidade forte, firme, decidida. Pois o que a ioga prega é exatamente o contrário! Os *Upanishads* e outras escrituras da Índia nos ensinam que devemos enfraquecer o ego. Precisamos urgentemente começar a desconstruir essas noções erradas do que somos.

Para isso, temos basicamente quatro tipos de prática à disposição: *karma, hatha, bhakti* e *jnana*. O primeiro é o caminho do *karma* ioga ou ação desinteressada. Aqui desconstruímos nosso egoísmo e os resultados que esperamos em benefício próprio ou de nossos familiares. A ação (trabalho) deve ser feita apenas porque é correto realizá-la – e não porque queremos atingir determinado objetivo – e sem nos apegarmos aos resultados.

O segundo, *hatha* ioga, é o caminho da disciplina. Como afirma Paramahansa Yogananda em seu livro *Autobiografia de um iogue*, devemos queimar nossos carmas no fogo da ioga. Desse caminho fazem parte todas as técnicas e práticas de ioga que visam disciplinar os sentidos, acalmar a mente e revelar a nossa essência. Esta em geral se esconde por trás de um véu de ideias preconcebidas.

Bhakti ioga é o caminho devocional. Não se trata da mera repetição em grupo de palavras encantadas (mantras) até que se atinja o êxtase individual. A verdadeira devoção ocorre quando somos capazes de expressar o amor sem esperar algo em troca, o que é muito difícil. Ajudar os outros sem receber absolutamente nada por isso, apenas porque temos o prazer de compartilhar. A verdadeira devoção vem do amor puro e não demanda retribuição. Para isso é necessário desconstruir as expectativas.

Jnana ioga é a prática do questionamento, a busca da lógica. É saber desenvolver a razão e agir de acordo com o que sabemos e sentimos que é certo. O iogue não é aquele que se isola nas cavernas para meditar ou se contorce de forma bizarra, mas sim aquele que é capaz de se libertar da escravidão aos desejos. A verdadeira meditação pressupõe a ausência do "eu" e do "meu". Quando meditamos, o "eu" deixa de existir e ocorrem apenas a observação, a constatação da nossa presença, que transcende os limites da lógica.

Com a prática, começamos a desconstruir nosso ser e deixamos de ter um caráter. Podemo-nos sentir mudados, talvez um pouco perdidos. Quem atesta a mudança são aqueles que estão próximos. Depois de um tempo, também se desconstrói a nossa personalidade: deixamos de ser de um jeito ou de outro. Trocamos os velhos hábitos por novos, mais coerentes com nosso novo estado e mais saudáveis. Por fim, somos capazes de nos livrar da escravidão aos desejos. A disciplina é o pilar de qualquer prática. Do contrário, facilmente nos tornamos presa de uma das etapas anteriores. Mesmo quem pratica *hatha* ioga ou suas variações deve entender que o objetivo final é a liberação da dependência física do corpo e não o fortalecimento do ego. Senão, ficamos mais escravos dos sentidos e nos tornamos cada vez mais egoístas, e assim não faz diferença fazer ioga ou ir à academia.

As pedras no caminho do darma

Aliás, é melhor cuidar apenas do corpo e aceitar suas limitações e sua finitude de uma vez por todas.

Esse tema é abordado em outra grande escritura hindu, o *Bhagavad Gita*. Nele, Arjuna o príncipe guerreiro, ouve os conselhos do seu cocheiro, que não é ninguém menos que o próprio Deus encarnado (Krishna). Mas, independentemente de crença, vale entender a mensagem da conversa.

No texto, a guerra está formada entre Kauravas e Pandavas e seus dois clãs familiares e de exércitos. Então, o príncipe Arjuna pede ao Deus-cocheiro que leve sua biga de guerra ao meio dos exércitos para que possa ver quem ousa levantar suas armas contra ele. Krishna faz isso e mostra a Arjuna todos os seus familiares (primos, tios), seus antecessores e seus gurus (que lhe haviam ensinado a lutar). Nesse momento, o herói tem a primeira crise de estresse registrada na história. A garganta seca, as mãos se enchem de suor e seu corpo treme. Ao ver professores, tios e maestros alinhados em batalha contra ele, sua cabeça gira e ele não consegue segurar as armas. Cai ao chão em prantos e se recusa a lutar. Pede auxílio ao Deus-cocheiro para livrá-lo do mal que o acomete.

Krishna assim lhe explica em 18 capítulos o darma, a missão de cada um na vida, o que é a verdade e como alcançá-la. E tal missão cada um a leva no coração. Nosso esforço durante a vida é desenvolvermos cada vez mais a capacidade de nos conectar com essa verdade e colocar em prática os nossos valores, em vez de nos anularmos por dinheiro, prestígio ou poder.

Nessa história, temos ainda o rei dos Kauravas, que é cego. A cegueira (simbólica) o impede de ver que seus filhos são incapazes de governar e que seu reino deveria ser repartido com os sobrinhos. Mas, por apego aos filhos, ele assume o papel de vítima e não faz nada para frear o conflito inevitável, recusando-se a intervir. Seus filhos negam até um mínimo pedaço de terra aos pândavas, seus primos. Depois, quando a guerra é inevitável, o rei se lamenta com seu conselheiro em prantos, perguntando a causa de sua sina.

Não somos nós esse mesmo rei, tantas vezes a nos lamentar pelas consequências de nossas ações e decisões na vida? Não somos nós que sempre buscamos uma causa externa para o sofrimento? Devemos nos responsabilizar por nossos atos e arcar com seus efeitos. Essa é a primeira lição do *Gita*. Depois, devemos seguir o darma, ou aquilo que é correto, mesmo que isso aparentemente cause sofrimento. *Adarma* ou falsidade, aquilo que é incorreto, sempre leva à vergonha e à desonra.

Por último, mesmo quando sabemos o que fazer e desejamos agir, precisamo-nos libertar da expectativa dos resultados; estes não estão em nossas mãos. Até ateus e cientistas sabem que o resultado de determinada ação depende de inúmeros fatores, inclusive da sorte. O *Gita* nos ensina que devemos oferecer esforços para que nossa sabedoria, nossa prática e nossos desejos possam ser iluminados por essa força maior. Essa é uma das melhores aulas de psicologia da história, desde que entendida corretamente.

Com o discurso de 18 capítulos, Krishna ensina ao guerreiro Arjuna três mensagens básicas, que servem a nós assim como serviram a ele milhares de anos atrás:

1 *Ele deve realizar o que é correto e aplicar suas melhores intenções nisso*, mesmo que seja uma guerra contra familiares – afinal, havia motivos justos para que ela acontecesse. Ainda que fossem seus parentes, eles estavam praticando o que era incorreto, injusto e desonesto;
2 *Devemos conhecer nossa natureza e agir de acordo com ela*. No caso do *Gita*, Arjuna propõe a Krishna que ele se isole na floresta e viva como um *sadhu* para evitar o conflito. Mas o Deus-cocheiro lhe explica que ele é um guerreiro e, como tal, é seu dever lutar, e não se esconder. Nesse caso, o isolamento seria uma fuga e não o caminho da iluminação.

3 *Deus não é uma entidade a ser alcançada após a morte.* Sua presença deve ser percebida a cada dia, como a mola que nos impulsiona para nossas ações, que devem partir de um fundo amoroso, benéfico.

A maioria de nós acredita que existe algo além de nossa finita existência, e cada um relaciona-se com essa força de forma diferente. Fato é que o milagre da vida não se explica sem imaginarmos uma inteligência criadora, que se expressa por meio da natureza – da qual todos nós somos manifestações temporárias.

Independentemente de nomes e formas, devemo-nos conectar com essa realidade e abrir mão de nossa inteligência limitada para ganhar acesso a uma sabedoria universal, que transcende fronteiras. Cada um tem seu caminho (lógica, ação, devoção ou disciplina) e todos levam a um estado transcendente de corpo, cabeça e espírito. É disso que falam as antigas escrituras hindus.

Mesmo os *Ioga sutras* de Patânjali, escritos há cerca de 2.500 anos, confirmam essa ideia. O texto, um dos mais respeitados na ioga, não explica quase nada sobre técnicas e posturas, mas enfatiza o funcionamento da mente, bem como as dificuldades para controlá-la e expandi-la. Quatro grandes temas são abordados, um a cada capítulo: *samadhi* (união), *sadhana* (prática), *vibhuti* (poderes) e *kaivalya* (liberação). Claramente, o *Gita* e os *Ioga sutras* – pilares de quem estuda ioga – dão extrema importância ao correto alinhamento da mente. Ou controlamos nossos pensamentos ou somos controlados por eles. Simples assim.

Todos os textos de ioga são psicológicos em essência. Sem a unificação mente-corpo-espírito a ioga não se concretiza. A evolução passa por ter uma vida plena e feliz aqui e agora.

Os *Ioga sutras* explicam que o sofrimento é causado por três tipos de fonte: as relacionadas a nós mesmos (*adhiatmika*), as associadas a problemas que nascem do contato com os outros (*adhi-

bautika) e aquelas cuja origem está nas forças da natureza, nos fatores ambientais externos ou até interplanetários (*adhidaivika*). Para todos, o remédio é reeducar a mente e fortalecer o corpo.

O sábio Patânjali aborda o tema psicologicamente e defende que precisamos treinar a mente para ter o corpo à disposição sempre que for preciso. O iogue é aquele que dominou seus sentidos, seus desejos e suas paixões – e para quem a mente se tornou uma aliada.

Essa condição pode ser alcançada de cinco maneiras diferentes: a pessoa já nasce realizada (*janma*), utiliza drogas e poções (*ausadhi*), demonstra austeridade (*tapas*), faz encantamentos (*mantra*) ou se empenha na prática (*samadhi*). Mas tudo que for realizado por meio de drogas ou de poções é temporário e impermanente e portanto deve ser descartado.

O *samadhi* é o degrau final da escada de oito passos de Patânjali, que começa com os códigos de conduta (*iyamas* e *niyamas*), passa pelo treinamento do corpo e da respiração (*ássana* e *pranayama*) e introversão dos sentidos (*pratyahara*). Finalmente, nos últimos três degraus entramos na esfera da concentração (*dharana*), da absorção (*dhyana*) e da união/dissolução (*samadhi*). Esses três juntos são chamados de *samyama*.

Devemos usar a inteligência para entender aonde queremos chegar. O que conta é como nos comportamos diante dos problemas e dificuldades da vida. É aí que se diferenciam os meninos dos homens, e não apenas quando nos sentamos e cantamos mantras ou hinos juntos, buscando alguma forma de êxtase. Isso seria o mesmo que achar que estamos mais perto de Deus quando tomamos três copos de vinho ou alguma substância alucinógena. É claro que o canto devocional e austeridades diversas ajudam, mas qual é o estado mental de quem está cantando? O que buscamos quando nos sentamos para meditar? Da mesma forma, se contorcer e colocar o pé na cabeça não eleva ninguém a nenhum estado superior.

As pedras no caminho do darma

Pouca gente se dá conta disso e muita gente se perde em grandes barbas brancas, robes laranja, cabelos rastafári e formas sinistras de torcer o corpo ou intoxicar a mente. A resposta para eliminar o sofrimento não é outra que não a educação mental e o controle dos desejos. Só que leva tempo, exige disciplina e prática constante. Além disso, devemos praticar porque é de certo modo nosso dever, sem desejar ver luzes coloridas ou sentir arrepios que sobem pelas costas. A frenética busca de novos estilos e modalidades advém em grande parte desse desejo de sensações.

Na minha opinião, a filosofia por trás da prática está mais para arte marcial do que para outra coisa. Quem se habilita a se comprometer com algo sem ter a certeza de poder atingir um objetivo claro? Isso é o oposto do que fomos ensinados a fazer. Por saberem que não é nada fácil, os antigos iogues nos ensinam também a evitar as armadilhas e as pedras do caminho.

Os *Ioga sutras* enumeram nove principais obstáculos para a realização na prática: *doença, imobilidade, dúvida, adiamento, preguiça, apego aos hábitos, visão equivocada, incapacidade de progredir, inaptidão para manter um estado alcançado*.

A doença (*viadhy*) é o primeiro impedimento. Sem saúde, ninguém consegue fazer nada, muito menos praticar. Mas não basta ter saúde se não a utilizamos para o bem. Boa saúde não falta aos terroristas.

O segundo obstáculo é um conjunto formado por imobilidade (*sthyana*), dúvidas (*samsaya*) e a mania de adiar (*pramad*). Hoje, somos ensinados a duvidar de tudo e de todos – até de nós mesmos. Mas a dúvida corrói a vontade, a clareza e o desejo de progredir. Na dúvida, permanecemos no que é conhecido, na mesmice cômoda. Ou seja, mantemos os velhos hábitos (*avirathi*). Então como temos muitas dúvidas e nos sentimos confortáveis onde estamos, postergamos qualquer ação (*samsaya*). Por fim, nos invade a preguiça (*alasya*), deixamos de praticar um dia porque faz frio, outro porque chove e na terceira vez desistimos.

Somos tomados pela imobilidade e permanecemos no mesmo lugar (*sthyana*). E isso vale para qualquer coisa que tenhamos de começar na vida. Não é à toa que academias de ginástica, escolas e afins exigem contratos de meses ou até de um ano. Quem consegue passar dos primeiros 15 dias de empolgação?

Porém, se enfrentamos as dificuldades iniciais e conseguimos estabelecer uma nova rotina de prática, nos damos a chance de reeducar a mente e de mudar hábitos enraizados. Nesse caso, precisamos de um professor sério, que seja capaz de nos orientar e de não nos causar grandes danos. É cada vez mais comum encontrar praticantes e professores machucados por falta de orientação adequada. E num mundo onde tudo é *instantâneo*, do café ao micro-ondas – inclusive a própria formação de professores –, é grande o risco de quem ensina saber menos do que quem pratica. Aliás, hoje há mais professores que alunos, o que pode ser um grande problema. Quando as noções erradas e as bobagens se espalham, muitos acabam se lesionando. Leva a culpa a filosofia, e não a pessoa que "ensina".

Por último, vêm nossa perseverança e a capacidade de automotivação para seguir em frente. Nada neste mundo fica parado: ou evoluímos ou involuímos. E é exatamente por isso que precisamos repetir e praticar todos os dias. Do contrário, quando nos damos conta, já não nos lembramos de como praticar, já não sabemos como devemos nos sentar e qual é a forma correta de controlar a respiração. Meditar, então, se tornou um sonho distante, e simplesmente desistimos. Uma mente que não é treinada toma o corpo de assalto e o governa de acordo com seus desejos. As boas intenções acabam ficando apenas no plano das ideias. Voltamos a ser escravos dos desejos e trilhamos o caminho da degradação física e mental. Mas sempre temos uma boa desculpa para dar a nós mesmos e aos outros.

Porém, depois que paramos qualquer atividade fica muito mais difícil recomeçar. Por isso, sempre é melhor praticar um pouco a cada dia do que passar sequer um só dia sem fazer nada. Nem que seja apenas para repassar mentalmente a prática, sentar-se por alguns minutos e fazer uma pausa para abrir um parêntese na rotina. Muitas doenças obrigaram os pacientes a rever sua postura diante da vida. Quando voltaram a atenção para si mesmos, encontraram a chave para a cura e para um novo estilo de vida, naturalmente, de dentro para fora. E essa é a única e verdadeira disciplina, a que não é imposta, mas conquistada e estabelecida por nós mesmos.

O caminho da ioga quebra esse ciclo de torpor e nos ensina a repensar todos os dias, sem precisarmos ficar doentes para isso. O antídoto para encarar o mundo atual e superar as dificuldades é a prática constante, dedicada e com plena atenção. Passamos pelas posturas, pela respiração e nos perguntamos: quem é essa força que comanda a vida, afinal? Com a mente focada no infinito, procuramo-nos aproximar daquilo que somos. Posturas, músculos, ossos e articulações são apenas um meio, não um fim. Um dia, com sorte, conseguiremos transcender a parte física e alcançar os estados nos quais não precisaremos mais de tanto esforço: aquilo que deve acontecer acontecerá por si só. Usamos o corpo e a cabeça para um dia podermos libertar-nos de suas amarras e transcendê-los.

Descobre-se a ioga pela ioga. Atinge-se a ioga com a ioga. Transcende-se a ioga por meio da ioga.

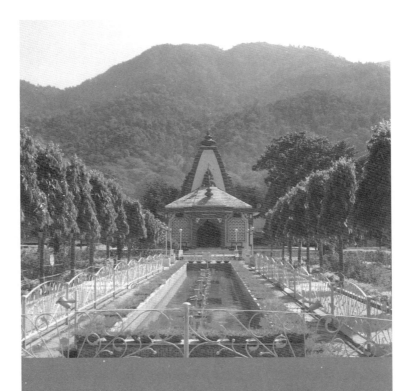

"Sente-se como um discípulo sob a árvore da sabedoria do seu próprio Ser. Feche os olhos e desenvolva sua consciência, amplie seus horizontes e desperte sua intuição. Você perceberá que as respostas às suas perguntas estão dentro de si."

SWAMI SATYANANDA SARASWATI

15 Cabeça, coração e mãos em sincronia

Quando estive na Austrália, em 2006, aproveitei para ficar algumas semanas no *ashram* do Swami Satyananda. Essa escola de renome, originária da Índia, editou meus livros prediletos. Eles chegaram inclusive a fundar uma universidade, mas alguns anos atrás desistiram do projeto. Foi lá, cinco anos antes de sequer sonhar em escrever este livro, que tive a certeza de que ia me aprofundar na prática e no estudo da ioga.

Dois anos depois, já na Índia, fiz questão de visitar o *ashram* de seu mestre, Swami Sivananda. Médico de profissão, largou tudo e devotou a vida à ioga, tornando-se um grande guru. Escreveu mais de 300 livros, sobre temas espirituais, de saúde e práticas relacionadas à ioga. Muito antes da explosão dessa ciência no Ocidente e do frenesi dos diferentes métodos e linhas, ele descreveu de forma clara e direta todos os processos pelos quais passa um praticante e também contou suas experiências em seu caminho devocional.

O nome deste capítulo foi dado em homenagem a ele e à sua brilhante explicação do que precisamos ter para ser felizes: alinhamento entre aquilo que sentimos, pensamos e fazemos. Colocar a cabeça, o coração e as mãos na mesma direção, na prática, significa que temos de sentir, pensar e agir de forma integrada. Algo simples e lógico, porém extremamente difícil de fazer. Por isso mesmo parece mágico.

Muita gente trabalha com o que não gosta porque tem uma posição de prestígio ou um ótimo salário. Nós nos justificamos explicando que precisamos do dinheiro para sobreviver. Com isso, vêm atividades, reuniões, eventos e encontros dos quais não queremos participar. A cabeça está num lugar, o coração em outro e as mãos perdidas sem saber o que fazer. Essa é, para mim, a base do mal-estar moderno de que mais e mais pessoas sofrem atualmente. Essa é a mãe dos dois maiores males-irmãos do século: ansiedade e depressão, dois lados da mesma moeda.

É também por isso que as pessoas têm *hobbies*. Quando os colocamos em prática, nos envolvemos profundamente naquilo que fazemos com pura satisfação, sem nenhuma outra expectativa que não o próprio prazer da realização. Estamos presentes, alertas e completamente absortos naquele momento. Isso é ioga.

Quando a cabeça, o coração ou as mãos não falam a mesma língua, sofremos. Podemos tentar nos enganar e levar a situação adiante, mas no fundo o coração sabe que algo está errado, que estamos fugindo do que acreditamos e do que queremos para nós. Esse é o caminho para nos distanciarmos de nós mesmos e levarmos uma vida sem-graça.

Quem vive assim morre se perguntando o que fez da vida. Porém, é possível viver intensamente aquilo de que se gosta, num ambiente saudável. Desse modo, o trabalho se transforma em prazer e não cansa. Talvez isso não se dê da noite para o dia, mas acredito que cada um é capaz de encontrar seu caminho e realizar-se no trabalho e na vida. É para isso que nascemos neste mundo, e não para comprar a última parafernália tecnológica, o carrão importado ou a casa na praia. Depois de comprarmos a casa na praia, o barco e o avião, tentaremos comprar alegria, mas jamais encontraremos a loja onde ela está à venda...

Cabeça, coração e mãos em sincronia

Se for para repetir o que já fizeram antes, se for para não acreditar nem dar o melhor de nós, de que serve ir todos os dias ao trabalho, fazer a mesma coisa, tomar o café de sempre e conversar sobre os mesmos assuntos? Por isso, é nossa tarefa investir tempo para descobrir quem de fato somos e o que queremos. Os *ashrams* em geral não têm TV, música ou outros aparatos para que não seja possível fugir de nós mesmos. Do contrário, nos escondemos, nos esquivamos e perdemos tempo. A hora de avaliar, repensar e rever os planos de vida é agora, e esse momento não volta mais. A vida é curta e passa num instante. Deixar de se questionar é um grande erro pelo qual podemos pagar caro demais.

Não pense em começar amanhã. O caminho se trilha agora. Quando nos damos a chance de recomeçar, de jogar tudo para o alto e ir atrás do que realmente nos toca o coração, ficamos contentes. E quando estamos contentes tocamos aquilo que é sagrado. A vida não deve ser vivida como sofrimento, mas como bênção. Quando tomamos o mundo como parte de nós mesmos, tudo que fazemos passa a ser revestido de profundo respeito e saímos da exploração para a reverência. Quando percebemos a beleza e celebramos a vida, nos damos conta de como somos abençoados e trocamos as lentes pelas quais observamos o mundo. E é só então que a prática começa a dar seus frutos...

"Estar atrelado aos objetos gera apego. O apego gera o desejo e o desejo leva à inevitável frustração, que por si leva à desilusão. Desiludido, você perde a memória e assim seu poder de discriminação é destruído. Então, com o aniquilamento do poder de discriminação, você perece."

BHAGAVAD GITA

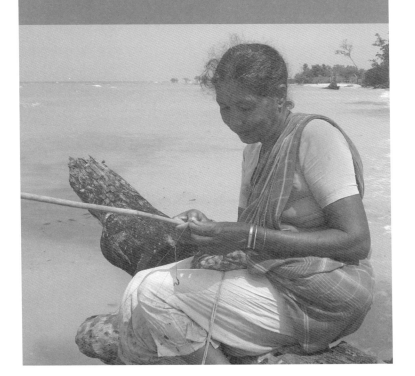

16 Da aparência à essência

durante meu aprendizado, encontrei vários mestres. Meu professor de ioga, Sérgio Carvalho, foi um deles. Sujeito direto, honesto e durão, ele me deu as bases da prática pelas quais eu me apaixonaria. Anos depois, larguei tudo para entender do que ele estava falando. Sérgio sempre me motivou e incentivou. Como já contei, eu era duro física e mentalmente. Aprendi com ele que "a única coisa que realmente importa é a prática", palavras suas. Tudo pode falhar, mas não a prática. É ela que nos liberta do passado, nos desprende do futuro e nos traz de volta ao momento presente.

Sérgio se tornou um grande amigo com quem eu dividia meus desejos, minhas dúvidas e meus anseios. Permitiu que eu me desenvolvesse como me parecia certo e nunca criticou minha busca de práticas e professores diferentes. Ao contrário do que é comum hoje – grupos de pessoas que seguem este ou aquele mestre, que tem uma prática única e exclusiva –, ele sempre me incentivou a mesclar as técnicas, a aprender com os outros e desenvolver meu estilo pessoal. Dividiu comigo as leituras, as descobertas e as pequenas evoluções do caminho. A ele, minha gratidão, reverências e admiração.

Durante a minha formação de professor no Brasil, conheci também Guilherme Falavigna. Dez anos mais jovem que eu, calmo, humilde e extremamente flexível, para ele postura nenhuma jamais foi problema. Ensinou-me a simplicidade e a devoção pela prática. De fala mansa e tranquila, explicava como se fosse brincadeira executar cada postura. Sua paciência e seu carinho durante a formação foram fundamentais para moldar a técnica que tenho hoje. Guilherme e Sérgio formavam uma dupla incrível. Disciplina e honra aliadas à flexibilidade e à graça, tudo junto num único curso. Afinal, aprender deve ser divertido, não sofrido.

Entendi que as técnicas que parecem diferentes são, na verdade, combinações de métodos e formas adaptadas aos diferentes tipos de pessoas. Depois de anos de prática, percebi que cada um deve conhecer seu corpo e aplicar a técnica que melhor atenda à sua necessidade. Somos únicos.

Na Austrália, também tive a oportunidade de viver um pouco da vida dos *swamis*, aqueles que renunciam à sociedade para se dedicar à comunidade. Tive aulas com diversos deles e aprendi que, embora se vistam e se comportem de forma diferente, não são seres de outro planeta, não têm poderes mágicos nem deixam de ir ao banheiro. São gente como eu e você. Felizmente, lá também pude ver o "lado B" dos renunciantes. Em resumo: falta de educação, às vezes descaso no trato com os outros. Inveja e preocupação com a vida alheia. Observei as dificuldades, as fofocas, os egos, os pequenos e os grandes problemas da vida de quem divide tudo. Como em qualquer lugar do mundo, existe gente boa e que ainda está em desenvolvimento. Gente resolvida e gente que tem muito chão pela frente. No trabalho ou num *ashram* não é diferente.

Muito tempo depois, com bastante ironia, Swami Anubhavananda me disse: "*Ashram*? Nem pensar. Quem você acha que procura esses lugares, quem está bem (risos)?" Em minha pri-

Da aparência à essência

meira viagem à Índia, desmistifiquei a ideia que fazia dos indianos. Refleti também sobre os conceitos que eu deixara para trás, 15 anos depois de me formar psicólogo.

Em minha segunda viagem, aprendi mais sobre o *Gita* com Swami Dharmananda, estudei Iyengar ioga com Usha Devi e me maravilhei com os ensinamentos do grande e humilde dr. Ananda, de Pondicherry. Herdeiro da tradição do Sul, ele se revelou um dos médicos mais simples e completos que conheci. Formado em alopatia, juntara a experiência de ser filho de um guru com as técnicas modernas de diagnóstico e tratamento para se tornar um ser humano ímpar. Hoje, dirige o Acyter de Pondicherry, onde une medicina e ioga.

Mas foi em minha última viagem que depurei os ensinamentos psicológicos na fundação Krishnamurti, estudei Vedanta com Swami Anubhavananda em Lonavala e naturopatia com o dr. Nisal em Urulikanchan. Li e reli os textos. Sempre que posso, continuo a fazê-lo. Sempre um novo entendimento se sobrepõe ao antigo. É incrível como os textos antigos foram escritos de forma tão concisa e ao mesmo tempo precisa, sendo tão verdadeiros hoje quanto foram há milhares de anos.

Pratiquei bastante, aprendi diversos estilos e aos poucos desenvolvi a forma que mais fazia sentido para mim. Não existe uma única prática que sirva para todos. Na verdade, existe apenas a sua prática, a que serve a você e talvez a ninguém mais. Aprendi que não existe povo neste mundo que seja diferente de nós, não existe pessoa que não passe pelos mesmos problemas que os meus e os seus...

Foi assim nos tempos de Buda e é assim hoje. A iluminação não é um estado superior de consciência no qual tudo é cor-de-rosa, brilhante e florido. A iluminação é adquirir sabedoria e força para enxergar as coisas como são, aprender a conviver e a transformar a nossa concepção de mundo e de futuro. Ser responsável para agir com honra e seriedade. Desenvolver nossa capacidade de escolha. Viver bem a cada dia, sabendo reconhecer e agradecer aquilo que somos, ou viver miseravelmente, olhando para aquilo que ainda falta conquistar, para aquilo que gostaríamos de ser.

Não somos capazes de mudar nada nem ninguém. O melhor que podemos fazer é transformar a nós mesmos. Se mudarmos nossa forma de ver o mundo, vamos percebê-lo de maneira diferente e poderemos mudar nossas reações a ele. Para mim, essa é a chave da liberdade. Essa é a única forma de prevenção, adaptação e evolução.

Por trás do que desejamos, de nossas expectativas, de nossas frustrações, existe aquilo que é. Foi isso que me fez deixar tudo no Brasil e mergulhar em busca do conhecimento. A informação não modifica nada. Já a temos em excesso. O conhecimento, por sua vez, revela aquilo que sempre foi verdade.

Da mesma forma, quando pensamos em Deus, no infinito, no absoluto, somos incapazes de conceber o que isso significa. O Único, o Absoluto, o Imutável, aquele que não está sujeito às consequências do espaço-tempo. Então, para que perder tempo com debates inúteis? Precisamos parar de sofrer tentando entender com a cabeça aquilo que transcende nossa capacidade intelectual. É melhor aprender a fazer que o divino se manifeste por intermédio de cada um de nós, todos os dias. Essa é a verdadeira iluminação.

Quando estudei com Gloria Arieira no Brasil, tive as primeiras bases de Vedanta. Ela dizia que Deus é um só. Mas, para simplificar nossa vida, escolhemos uma de suas milhares de diferentes manifestações para que possamos nos relacionar com o que podemos entender, uma característica, um atributo. E é por isso que na Índia existem tantas divindades, cada uma com uma forma, uma aparência e humores específicos. Nós também assumimos vários papéis, de acordo com determinadas circunstâncias. Em alguns momentos somos executivos,

Da aparência à essência

professores, pais, mães; em outros, maridos, filhos, irmãos etc. Mas no fundo os papéis não modificam nossa verdadeira essência. No fundo, transcendemos o somatório de todos os papéis. Do mesmo modo, o absoluto transcende suas formas. Mas infelizmente a maioria das pessoas se fecha em sua ideia exclusiva e limitada da verdade.

É por isso que prefiro as experiências às explicações. Para conhecer o mar, é preciso tirar a roupa, sair da calçada, atravessar a areia e por fim mergulhar na água fria. Assim como não se explica a experiência de um mergulho, não se explica o que é ioga ou meditação. É preciso viver no corpo o que elas significam.

Devemo-nos despir mentalmente de nossos conceitos para encontrar esse estado de simplicidade e satisfação. A Índia só é a Índia porque lá somos obrigados a deixar de lado gostos, valores e ideias preconcebidas sobre o que é certo e o que é errado. O bonito e o feio. A vida acontece em meio ao caos, à desordem, à sujeira e a condições extremas. Passar por isso quebra nossa resistência e nos abre para encontrar um novo olhar. Quando deixarmos de fazer perguntas, quando apenas nos sentarmos e ficarmos quietos, talvez sejamos capazes de observar e de nos maravilhar com o milagre da vida, sem querer modificá--la ou tentar melhorá-la. Querendo ou não, toda a nossa existência é uma preparação para a desconstrução. É nesse momento que cada um tem a oportunidade única para praticar.

Meditar é entrar em contato com o que somos de verdade. Ninguém ensina, ninguém corrige e ninguém certifica. O eu deixa de existir. Precisamos parar de perguntar e aprender apenas a observar. A mudança de cores e de sombras, do fluxo de energia, o ciclo ininterrupto da vida. Os movimentos do corpo, seu calor, nossa consciência manifesta pelas formas. O espaço e o ritmo. Nossas emoções se dissolvendo e se acalmando. Dessa observação vem o conhecimento e dele vem a clareza de sermos plenos. Sem precisar fazer nada, nem ir a lugar nenhum.

Terapia integrativa

A percepção de sermos parte de um grande movimento vital, eterno, de construção e dissolução, cíclico e perene. A sensação de existirmos além do que enxergamos no espelho. A constatação clara de nossa eterna presença. Essa é a verdadeira sabedoria. Saber olhar o sol, o mar, o céu, a lua e as estrelas e trazê-los para dentro de si, sem querer nem precisar entender mais nada...

Asato ma Sat Gamaya
Leve-me da ilusão à realidade
Tamaso ma Jyotir Gamaya
Da escuridão à luz
Mritior ma Amritat Gamaya
Das trevas à imortalidade
Om Shanti Om.
Om, paz, Om.

Om Shanti Om

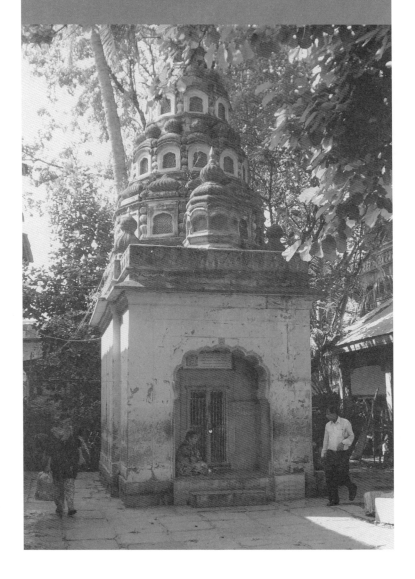

Epílogo

Chegar à Índia não foi nada fácil. Quando pisei lá pela primeira vez, tudo me incomodava. A falta de educação indiana, o barulho incessante das buzinas, a violência com que dirigiam. Detestei a desorganização, o assédio aos turistas e o caos generalizado para conseguir simples informações. O fato de não conseguir me comunicar direito – apesar de falar inglês fluentemente – tornava tudo ainda pior. Mas o mais difícil foi conseguir comer. Eu nunca tinha gostado de pimenta, e isso se tornou o meu maior desafio em restaurantes e lanchonetes. Era impossível explicar a eles que até aquele "mínimo" que eles colocavam era demais para mim.

A chegada a Mumbai tinha sido um choque. Motoristas ensandecidos, veículos caindo aos pedaços. Poluição que quase dá para pegar no ar. Garganta doendo e pulmão chiando. Muita gente pelas ruas a qualquer momento: gente dormindo amontoada, doentes, loucos, místicos e aleijados de olhar provocador. A fé se manifestava em pequenos templos vermelhos, posicionados em cada esquina e marcados pela fumaça do incenso que queimava constantemente. Pessoas, muitas pessoas, várias delas que me estendiam a mão por caridade. Olhar de crianças maravilhadas, a curiosidade pelo estrangeiro manifesta de forma ainda pura. Tudo na Índia é colorido, ruidoso e exagerado. As pessoas tinham um olhar pedinte, sofrido, que me provocava a dar uma resposta, mesmo sem palavras. O peso e o encantamento de uma cultura milenar sagrada, convulsionada pela modernidade profana com todas as suas seduções e seus abismos. Dessa vez, seriam dias, meses e anos longe de casa. Aquela era a terceira vez que eu visitava o subcontinente, mas as mesmas visões ainda me causavam impacto. E, agora que eu decidira viver lá, tudo aquilo me era extremamente familiar. A Índia tem um cheiro que é só seu e fica impregnado na roupa: cheiro de sândalo e de chai, o chá indiano! Eu resolvera me afastar do que era conhecido, familiar; desistira de me sentir confortável em casa. Na Índia, tudo provocava. A língua, as roupas, as comidas e os costumes. Mas algo me enfeitiçara, e já não adiantava apenas ver os monumentos, sentado dentro de um ônibus turístico com ar condicionado, visitar um lugar depois do outro. Eu precisava viver ali. Andar pelas ruas, alimentar-me da comida deles, passar pela sujeira, pela magia e pela beleza dos rituais e do dia a dia dos indianos. Queria captar como enxergavam seu mundo, que para nós, ocidentais, era cheio de magia. Queria entender como se relacionavam com sua história. Conhecer seus medos, angústias e paixões.

E com esse mesmo espírito, dois anos se passaram entre escolas, livros, hospitais, pacientes, práticas de ioga, aulas de ayurveda, viagens, sabores e experiências. E aos poucos eu fui me transformando. Descobrindo o que era importante para mim. Mesmo depois de práticas intensas, de sentar aos pés de sábios e de entoar mantras, minhas pernas ainda não se cruzam atrás das orelhas, tampouco consigo andar sobre brasas ou ler pensamentos, mas algo mudou, profundamente...

Um dia, depois de muito tempo já morando no *ashram*, acordei de manhã. Eu me olhei no pequeno espelho pontuado

Epílogo

de ferrugem que pendia da porta e não me reconheci. Estava diferente... Parecia um estranho. Eu olhava para aquela figura refletida e tinha a certeza de estar olhando para uma terceira pessoa. Como quando a gente olha para a pessoa amada ou para alguém da família. É conhecido, mas não sou "eu". No começo me assustei, tive medo, achei muito esquisito. Mas, aos poucos, fui deixando que essa sensação se assentasse, e brotou dentro de mim a capacidade de realmente observar as situações como se eu fosse outra pessoa. Passei, aos poucos, a ver as coisas sem precisar me envolver tanto com elas. Adquiri a capacidade relativa de olhar o mundo como quem assiste a um filme, ainda sabendo fazer parte dele.

Eu continuava a sentir as mesmas vontades e os mesmos desejos. Ainda agia por impulso, me irritava. Mas, quando eu me refugiava naquele Ilan observador, eu ria. Pensei que talvez, depois de enfrentar a monção indiana, de passar três meses embaixo de chuva dia e noite, eu tivesse perdido o pouco de sanidade que ainda me restava. Ou talvez fosse uma mudança positiva.

Eu agora era capaz de não me identificar tanto com esses estados e perceber o quanto eram fugidios e passageiros. Eu também era apenas mais um passageiro. Logo, as dificuldades, a beleza, as frustrações, os pacientes e os livros na estante do quarto sem banheiro fariam parte do passado de minha história. Mas eu precisava ter estado ali, de certa forma isolado, sozinho, comigo mesmo para poder dar valor ao conforto da casa, do meu país, à minha língua e minha comida.

A Índia era aquela, com sua beleza e sua degradação, com seu caos e sua magia. Se alguém tinha de mudar, era eu. Felizmente, foi o que aconteceu. Então, eu já não dependia tanto de condições externas para seguir adiante. Começava a encarar a realidade como ela se apresentava e não como eu gostaria que fosse. Fiquei doente, deixei que o tempo me curasse. Comemorei conquistas, me frustrei com pequenas derrotas, como a desorganização do curso ou a incapacidade dos pacientes de aderir ao tratamento. Quis largar tudo e voltar. Mas nem eu me perdoaria... Aos poucos, fui percebendo como todos os estados da mente eram transitórios. E assim fiz as pazes comigo mesmo. Eu me rendi às minhas limitações. Tantas... Eu lutava pelo melhor, mas aceitava as coisas como elas podiam ser naquele momento. E só então pude reconhecer a sensação de uma eterna presença. Passei a dar valor às pequenas coisas. Eu vivia cada dia como único e cada momento como novo. Tinha desejos, sentia saudade de quem eu amava, do cheiro de madeira do chão de casa, da minha cama, mas aprendi a conviver com a dualidade. Não podia ter tudo ali. Esse era um momento de descoberta. E assim fui percebendo o estado da verdadeira liberdade.

Precisei desse tempo, vivendo em um espaço de nove metros quadrados. Meus poucos pertences temporários: duas camas, duas mesas, um pequeno armário, muitos livros. Uma xícara de inox para o chá e um aquecedor elétrico. Algumas roupas brancas, cinco camisetas, duas bermudas. Sem TV, ar-condicionado nem banheiro, mas com duas janelas para o jardim. Aprendi a perceber a mudança das estações e sua influência na natureza e em mim. Eu estava integrado àquela experiência.

As coisas são como podem ser. As sensações, boas ou ruins, davam lugar à tão almejada paz interna. Com a calma, a capacidade de contemplação e, por fim, a admiração da beleza. Uma beleza que só conseguimos ver quando damos tempo ao tempo. Aos poucos, deixei de me incomodar tanto com a chuva ininterrupta que caía dia e noite e aprendi a olhar a exuberância da vegetação, dos animais e da vida, que florescia incrivelmente verde. Integrei-me àquele tempo único.

Enquanto eu praticava, nada mais me faltava. Lembrei então daqueles que amava e senti vontade de dividir com eles essa revelação. Eu me dera conta de que escondido atrás da

Epílogo

simplicidade repousava aquilo que me era mais caro: o amor, a contemplação e a vida.

Precisei cruzar oceanos e viver num país completamente estranho para redescobrir as antigas verdades. Para aprender a me sentir em casa em qualquer lugar do mundo. Finalmente, meu olhar e minha atitude tinham mudado.

As palavras são muito limitadas para expressar o que vivi, mas a experiência ficou para sempre marcada na minha pele. E, hoje, continua viva, ao alcance da mão. Basta fechar os olhos e me transportar de volta para o pequeno quarto com vista para o jardim...

Obras consultadas

THE BHAGAVAD GITA. Shivanandagar: Suvani Jivanmuktananda for the Divine Life Society, 2003.

BHAVANANI, Ananda Balayogi. *Hatha yoga practices of the rishiculture ashtanga yoga tradition*. Pondicherry: Dhivyananda Creations, 2009.

BEAUMONT, William. *Experiments and observations on the gastric juice and the physiology of digestion*. Edinburgo: MacLachlan & Stewart, 1838.

BIELER, Henry G. *Food is your best medicine*. Nova York: Random House, 1965.

CHARAKA SAMHITA DE AGNIVISA. Trad. Williams R. de Farias e Yeda R. de Farias. Campinas: Chakpori, s/d.

DALAL, A. S. *Psychology, mental health, and yoga: essays on Sri Aurobindo's psychological thought – Implications of yoga for mental health*. Ojai: Institute of Integral Psychology; Wilmont: Lotus Light Publications, 1991.

GERSON, Max. *A cancer therapy – Results of fifty cases*. Nova York: Whittier Books, 1958.

GHERANDA SAMHITA. Lonavla: Kaivalyadhama S.M.Y.M. Samiti, 1978.

GHOSE, Aurobindo. *Essays on the Gita*. Pondicherry: Sri Aurobindo Ashram, 1966.

_____. *The essential Aurobindo*. Nova York: Schocken Books, 1973.

GORE, M. M. *Anatomy and physiology of yogic practices*. Nova York: New Age, 2008.

GORE, M. M. et al. *Yoga therapy for selected practices*. Nova Délhi: Central Council for Research in Yoga and Naturopathy, s/d.

IYENGAR, B. K. S. *Luz na vida – A jornada da ioga para a totalidade, a paz interior e a liberdade suprema*. São Paulo: Summus, 2007.

KELLOGG, J. H. *Colon hygiene*. Battle Creek: Good Health Publishing, 1917.

KRISHNAMURTI, J. *Freedom from the known*. Nova York: Harper & Row, 1969.

_____. *The awakening of intelligence*. Londres: Victor Gollancz, 1973.

KUVALAYANANDA, Swami; VINEKAR, S. L. *Yogic therapy – Its basic principles and methods*. Nova Délhi: Central Health Education Bureau, 1963.

LAKSHAMM, Sarma K. *Practical nature-cure*. 10. ed. Pudukkottai: The Nature Cure Publishing House, 1964.

MORENO, Rachel. *A beleza impossível – Mulher, mídia e consumo*. São Paulo: Ágora, 2008.

MOSS, Ralph. *The cancer industry*. Sheffield: Equinox, 1996.

MUKTIBODHANANDA, Swami. *Hatha yoga pradipika*. Bihar: Bihar School of Yoga, 2004.

NAGARATHNA, R.; NAGENDRA, H. R.; NARENDRAN, S. *Yoga for common ailments and IAYT for different diseases*. Bangalore: Swami Vivekananda Yoga Prakashana, 2002.

OZNER, Michael. *The great American heart hoax*. Dallas: Bembella, 2008.

PATANJALI YOGA SUTRAS. Nova Délhi: Penguin, 2008.

SATYANANDA SARASWATI, Swami. *Early teachings of Swami Satyananda Saraswati: lectures and satsangs given by Swamiji during the first International 9-month Yoga Teachers' Training Course conducted at Bihar School of Yoga in 1967*. Bihar: Bihar School of Yoga, 1967.

Obras consultadas

_____. *Asana, pranayama, mudra, bandha*. Bihar: Bihar School of Yoga, 2002.

SEN, Indra. *Integral psychology*. Pondicherry: Sri Aurobindo Ashram Trust, 1986.

SHARMA, Pandit Shiv. *Realms of Ayurveda: scientific excursions by nineteen scholars*. Nova Délhi: Arnold Heinemann, 1979.

SHELTON, Herbert M. *Fasting can save your life*. Chicago: Natural Hygiene Press, 1973.

SINGH, S. J. *History and philosophy of naturopathy*. Gwynne Road: Nature Cure Council of Medical Research, 1980.

SRIKRISHNA. *The essence of pranayama*. Lonavala: Kayvalyadhama Ashram, 1996.

SVATMARAMA, Swami. *Hathapradipika of Svatmarama*. Lonavia: Kayvalyadhama S.M.Y.M. Samiti, 1970.

TILDEN, John Henry. *Toxemia, the basic cause of disease*. Chicago: Natural Hygiene Press, 1974.

_____. *Food, its influence as a factor in disease and health*. 4. ed. rev. New Canaan: Keats, 1976.

www.gruposummus.com.br

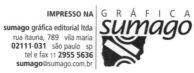

IMPRESSO NA
sumago gráfica editorial ltda
rua itauna, 789 vila maria
02111-031 são paulo sp
tel e fax 11 **2955 5636**
sumago@sumago.com.br